# 別說古代醫學不科學！

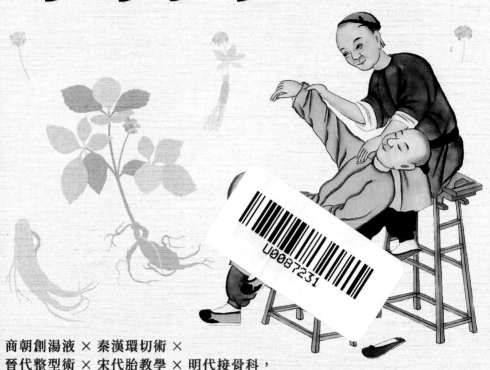

商朝創湯液 × 秦漢環切術 ×
晉代整型術 × 宋代胎教學 × 明代接骨科，
從先秦至明清，古人的智慧你絕對無法超越

潘于真，林之滿，蕭楓 著

## 古代醫學奇蹟，絕對讓你吃驚！

巫醫活動 × 屍體防腐 × 鑄造針灸銅人 × 唇裂修補術，
從醫藥起源談起，讓本書帶你來一場古代醫學之旅

# 目錄

# 目錄 ────────────

## 第三章　隋唐醫學

## 第四章　宋元醫學

## 第五章　明清醫學

# 目錄 ————————————————

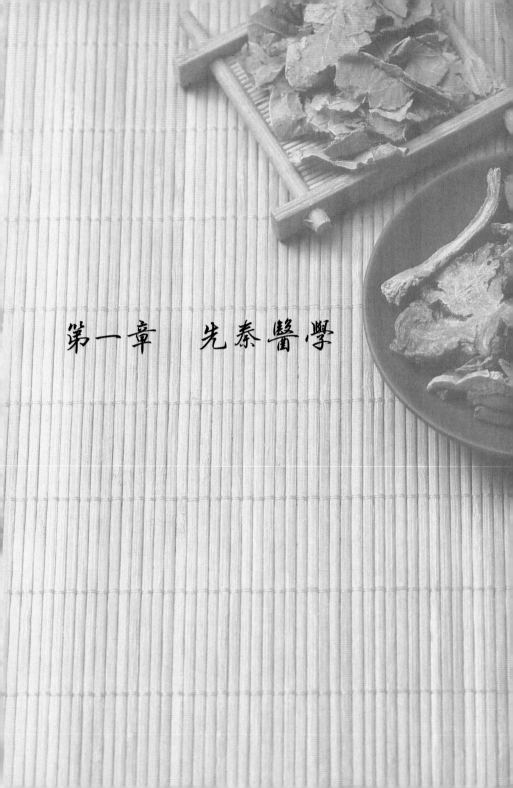

# 第一章　先秦醫學

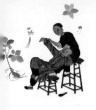

# 第一章　先秦醫學

## 中國醫藥衛生的起源

　　據現代考古學家和人類學家研究，遠在 170 ～ 270 萬年前，在中國境內已有了人類居住，並創造著中華民族自己的文明。中華民族在自己的生產、生活實踐中，為人類文明、文化、科學技術、醫藥衛生做出了許許多多優秀的貢獻。中國醫藥學在其發生、發展過程中，無論是醫療技術、疾病認識，還是診斷技術、藥物知識，都曾走在人類醫藥學發展的前列，有些方面曾為人類保健做出過傑出的貢獻。特別值得重視的是，中國傳統醫學由於種種內外因素失去了自己現代化的機遇，然而，卻未因此而如其他民族的傳統醫學那樣衰落消失。在 20 世紀初期現代醫學突飛猛進之際，中國傳統醫學在險遭被政府取締之逆境中，在被否定和全面批判中，不但沒有衰落，沒有被消滅，反而以頑強的生命力，沿著自己的道路在緩慢地發展著，在人民的懇切信賴中，不斷探索發展新途徑而前進著。中國傳統醫學之研究，不但有著偉大的歷史意義，更有著極其重要的現實意義。它的理論，它的醫療經驗，在近幾十年研究中所取得成果的驗證下，已經遠遠為世界許多國家的醫學家、科學家所重視、所注目。他們紛紛與中國學者攜手研討，共同為繼承發揚中國傳統醫學以豐富人類衛生保健做出新的貢獻。可以毫不誇張地說，中華

民族的傳統醫學內容極其豐富多彩，古典醫藥文獻之富，有效醫療技術之多，理論之獨具特點等等，尚沒有一個國家或民族能與之相比。所有這一切，讀者不禁要連連問許多個為什麼？那麼就讓中國傳統醫學發生、發展的文明史來向大家做出歷史的客觀的回答。現在就請大家耐心地從中國醫藥衛生的起源上讀起。為什麼要求耐心，這是因為醫藥衛生的起源，往往涉及一些比較枯燥的歷史資料，或是若干傳說故事、神話之類的追述。只要有耐心，便一定會隨著介紹而入勝、而產生濃厚的興趣。也只有如此，才會對中國傳統醫藥衛生的起源有一個新的比較正確的了解和認識。

根據考古學家和人類學家的地下發掘發現和研究證明，遠在 170～270 萬年前，在雲南元謀縣就有了元謀猿人生活；在 70 多萬年前，在陝西藍田縣已有了藍田猿人生活；在 50 萬年前，在北京房山縣周口店已有北京猿人生活。他們都是中國最早的人類。為什麼叫做猿人呢？這是因為這些猿人化石經過人類學家研究，他們的頭腦等既有猿類的特徵，同時又具備了人類的特徵，他們已由猿類向人類進化，所以人類學家稱他們為猿人。猿類進化到猿人，經過了若干個百萬年之久。猿人已能從事一些簡單的勞動，創造生產價值，特別是火的利用，由生食而過渡到熟食，加速了腦的發育和消化系統的進化。如此又經歷了漫長時期，古猿人進化到了

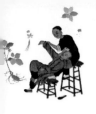

「古人」。此前為舊石器時代的早期，此期則為舊石器時代之中期，約為中國歷史上的二三十萬年前。中國進入舊石器晚期，也就是「古人」進化到「新人」的時期，距今約四五萬年，如廣西的「柳江人」，四川的「資陽人」，內蒙古的「河套人」，北京房山周口店的「山頂洞人」。在這整個舊石器時代，人們只知運用自然的石塊，或只會打製粗糙的石器為工具，從事狩獵等生產勞動。早期依靠採集自然界植物的果實、種子、根莖為食，《墨子·辭過》「古之民，未知為飲食時，素食而分處」，正是這一時期的生動寫照。較晚期由於原始人群利用和製造石棒、石矛等簡陋生產工具，開闢了食物來源，進入漁獵時期，動物性食物增多。數萬年、數十萬年、乃至數百萬年經驗的累積，在自覺、不自覺的無數次重複實踐中，一些植物的根、莖、葉、果，動物的肉、血、內臟等在人體的作用反應，就會逐漸被認識。例如何物可以止痛，何物食之令人吐瀉，何物能給人帶來眩暈和不適等等。這些經驗自然而然地被一代一代地傳遞下來，這種十分樸素的經驗累積，應該說是中國最早的醫藥知識的萌芽。

　　還在六七千年前，在中國大地上，幾乎處處有人群居住，例如仰韶文化、半坡村文化時期，我們中華民族的祖先，已經創造了比較進步的漁獵工具，不但有魚叉和石槍，而且發明了魚網。在狩獵方面，最有意義的是已經發明了弓

和箭。恩格斯說：「弓、弦、箭已經是很複雜的工具，發明這些工具需要有長期累積的經驗和較發達的智力。」弓箭用於狩獵，從而大大豐富了食物來源，改變著人們的生產、生活條件。獵取動物特別是野獸，又給人們帶來了外傷和傷殘，從而給外傷治療提出了要求。治療外傷之醫療技術可能就是在這樣的基礎上發生、發展的。砭石、木刺、石針、骨針，已有考古發現，或可用之於醫療。

新石器時代在中國遼闊的土地上已有大量文化遺址發現，其分布猶如星羅棋布，除上述河南澠池仰韶村之「仰韶文化」（約前 5000 ～前 3000），陝西西安的「半坡村文化」外，如甘肅和政半山與青海民和馬丁的「半山－馬丁文化」，山東汶河兩岸的「大汶口文化」（前 2500 年前後），山東歷城縣龍山鎮的「龍山文化」（約前 2800 ～前 2300）等等，都是頗具代表性的氏族社會遺存。「仰韶文化」屬母系氏族社會，「大汶口文化」早期屬母系氏族社會，晚期則屬父系氏族社會，「龍山文化』」已屬父系氏族社會。中國新石器時代先民所創造的生產、生活工具等等和居處房舍建築，均較舊石器時代有了很大的進步。下面讓我們結合考古發現與先秦及秦漢有關文獻所追記的傳說或研究論點，論述中國醫藥衛生的發生和萌芽之狀況。

有了人類就有了人類的醫療保健活動。遠在「北京人」

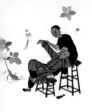

# 第一章　先秦醫學

時期，由於外界環境惡劣，人們的生命和健康受到疾病、外傷的嚴重威脅，據 40 多個個體的統計，「北京人」約有 13 人只活到 14 歲左右。《呂氏春秋》記載有：「昔太古嘗無君矣，其民聚生群處，知母不知有父，無親戚兄弟夫妻之別，無上下長幼之道，無進退揖讓之禮，無衣服履帶宮室蓄積之便，無器械舟車城廓險阻之備。」這段描述是對中國原始社會早期先民群居野處，尚未創造出文明文化的一個比較系統的論述，當然也還談不到醫療經驗的累積和醫藥知識的總結。

語言的產生與醫藥衛生人類語言是伴隨著勞動生產和生活中需要傳遞經驗和組織社會生產而創造出來的，恩格斯說；「勞動的發達必須幫助各個社會成員更緊密地結合起來……這些在形成中的人已經到了彼此間有什麼東西非說不可的地步了。」有聲語言幫助人們發展自己的思維，交流個體之間的感受，組織人群間的捕獵等生產勞動，傳遞人群間生產勞動中所累積的經驗，包括醫療救護經驗等。因此，語言的產生，對於社會的發展，文明的進步，經驗的累積等，都有著巨大的作用。

火的發明應用與衛生另一個偉大的發明，就是自然火的使用，特別是發明取火的方法，為人類文明文化的進步做出了更為巨大的貢獻。所以恩格斯作了這樣的比喻；火的發明

和應用和對人類文化的作用，比數千年後發明的蒸汽機的作用還要大。中國考古學發掘證明，生長在中國土地上的中國猿人，無論是 50 萬年前的「北京猿人」，還是 70 萬年前的「藍田猿人」，或是 170 萬年前至 270 萬年前的「元謀猿人」，都已經有了用火的經驗。儘管這些用火還處於採取天然火種的階段，但他們已知保留火種的方法。我們的祖先，大約到了「山頂洞人」時期，已創造出人工取火的方法，這更是一項巨大的創造發明。火的使用，無論是自然火的使用，還是人工取火的使用，可以使人們熟食、取暖和改善潮溼的生活居處條件。熟食縮短了食物的消化過程，從而減少了許多消化道和其他疾病，提高了飲食衛生條件，促進了人腦的發育。火的使用在禦寒取暖和改變潮溼居處等有利於人們身體健康的作用更是易於理解的。火的使用還幫助人們改變了獲取生活資料的方法，改變了人類自身的生理結構，提高了人類對自然界的占有程度，從而改變了人類社會的整個面貌。不要說火的使用在遠古人們生產、生活中的價值，即使今天，又有哪一個人的生活可以無火而自處呢？

火的使用，在中國古代文獻上關於燧人氏鑽木取火的記載是很多的，正是這一歷史階段的生動刻劃。譬如：《禮含文嘉》所敘述的「燧人氏始能鑽木取火，炮生為熟，令無腹疾，有異於禽獸」；《韓非子》更記載有「上古之世，民食果

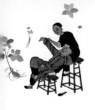

窳蚌蛤，腥臊惡臭，而傷腸胃，民多疾病，有聖人作鑽燧取火，以化腥臊，而民悅之，使王天下，號之曰燧人氏」；《白虎通・號》中的「鑽木取火，教民熟食，養人利性，避臭去毒，謂之燧人」。燧人氏相當於中國原始社會從利用自然火進步到人工取火的時代。結合中國考古發現之「元謀人」、「藍田人」、「北京人」、「山頂洞人」，都有用火的灰燼層發現，連繫這些文獻記載，可知中華民族是使用火以改善自己的生理衛生最早的民族之一，他們創造的文明文化居於人類前列也非偶然。因為火的使用，特別是人工取火的方法和使用，在中華民族的保健史上有著劃時代的意義，它是我們中華民族第一次掌握了自然現象，並用以為自身的生存生活和衛生保健服務。中華民族發明了用火，可以禦寒，防止凍傷和因嚴寒而引起的疾病；可以防獸以減少野獸的傷害；可以照明以減少黑暗之生活和眼疾；尤其是改變茹毛飲血之生食為熟食，一方面減少了腸胃疾病，同時又擴大了食物之範圍，改善了飲食衛生；「最重要的還是肉類食物對於腦髓的影響，腦髓因此更完善地發展起來。」由此可知火的使用對於促進中華民族衛生保健的萌芽是何等重要。

　　房舍建築與醫藥衛生《韓非子》曾對遠古的居處衛生起源作過論述，它說：「上古之世，人民少而禽獸眾，人民不勝禽獸蟲蛇，有聖人作，構木為巢，以避群害，而民悅之，使

王天下，號日有巢氏。」《禮記‧禮運》也有「昔者先王未有宮室，冬則居營窟，夏則居檜巢」的論述。《墨子‧辭過》還作了「古之民，未知為宮室，就陵阜而居，穴而處」的記述。有巢氏相當中國歷史上原始社會早期，尚未創造房舍之時。營窟以避嚴寒和野獸之襲擊，枸木為巢則能防酷暑和群害。儘管營窟和枸巢之居處條件仍然是非常原始的，但比單純的穴處野居卻有了極大的進步。因為，中國原始人群已透過勞動設計而改善了自己的居處條件，使自己的居處衛生和防止野獸傷害有了最初的保證。以有巢氏為代表的先民所做的這些創造，雖然他們未必認識到這一點，但實際上已經創造了中華民族最早的居處衛生條件。隨著社會的進步，中華民族的居處衛生也得到了不斷的改善。《周易‧繫辭》：「上古穴居而野處，後世聖人易之以宮室，上棟下宇，以待風雨。」《墨子‧辭過》更進一步指出：「為宮室之法，日高足以辟潤溼，邊足以圍風寒，上足以待雪霜雨露。」

在這漫長的歲月裡，中華民族在營窟枸巢的基礎上，創造性學會了築土架木，建造半地穴式的圓形、方形小屋或長方形大屋，又經過改進而成為完全的地上建築。考古發掘也證實了這一發展過程。例如河姆渡文化遺址，發現7000多年前干欄式木結構建築中，已有榫卯構件，最長木屋達23米多。半坡村文化遺址所見的房屋建築，也給予我們很大的

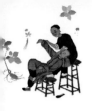

## 第一章　先秦醫學

啟示。半坡村遺址反映的人群居處，已可見到圓形或方形的
房屋建築，每一房舍均有門，室內中間有生火之爐灶，眾多
房舍周圍還有防止野獸襲擊的深溝，並且在圍溝（相當於後
世的村牆城池）之內，房舍之側有埋喪幼兒的陶罐和成人的
墓地。所有這些，不但反映了中國在六七千年前房屋建築方
面已達到了相當高的水準，同時也可看出由於築房屋、設壕
溝，使先民們避風雨、防蟲獸，從而大大增強了適應大自然
生活的能力。特別是埋喪制度，無疑促進了預防疾病流傳的
效果。

　　服飾與醫藥衛生衣服，對人們保健衛生有著重要價值。
中國古代文獻對原始人創造服飾前後的狀況曾有過生動的描
述：「古初之民，卉服蔽體，時多陰雨，乃搴木茹皮，以御
風霜，絇發闉骨，以去靈雨，命之曰衣皮之民。」又說：「太
古之時，未有布帛，人食禽獸肉，而衣其皮，知蔽前未知蔽
後。」《白虎通德論·號》：「古之時……能覆前而不能覆
其後，臥之法法，起之吁吁，飢即求食，飽即棄餘，茹毛飲
血，而衣皮韋。」並歸之為伏羲氏創始。所有這些說明，在
人類脫離了猿類之後，由於勞動、意識、語言和思維活動，
使人類生活和追求的目標日趨進步，在衣著上產生了原始的
文明，人們由裸體而進為半裸體，即所謂「知蔽前未知蔽
後」的衣著狀況。山頂洞人遺址發現有紡輪和一端帶孔的骨

針，顯然是縫製獸皮為衣的工具。在中國許多新石器時代遺址中，都曾發現有紡輪，這是當時已能用植物纖維紡線縫製衣服的確鑿證據。如在仰韶遺址發現有石紡車、骨針，在西安半坡村遺址發現有陶紡輪。一些出土的陶器上有布紋飾，是當時已可編織結網的有力證據。原始人從赤裸露體無有衣服的生活，發展到獸皮、樹皮為衣，乃至後來創造發明了紡線、編織、縫紉，後又有夏衣冬服，這是人類衛生保健的又一次飛躍進步。既改善了人們的生活條件，減少了疾病，而且大大增加了人們適應自然界寒暑風雨變化的抵抗能力。

以上是對原始社會及先民在語言、用火以及衣、食、住等方面，為我中華民族早期的衛生保健所做的卓越創造的一些簡要說明。

關於藥物知識的起源藥物的使用由不自覺到自覺經歷了一個十分漫長的歷史時期。有關藥物起源的討論也已有著十分悠久的歷史。《帝王世紀》的作者、晉代針灸學家皇甫謐曾作過這樣的論述：「伏羲氏……乃嘗味百藥而制九針，以拯夭枉焉。」又說：「（黃）帝使岐伯，嘗味草木，典主醫藥。」《淮南子·修務訓》作了中國藥物起源的傳統論述，寫道：「神農……嚐百草之滋味，水泉之甘苦，令民知所避就，當此之時，一日而遇七十毒。」這一論點為許多學者所引用和發揮。《史記補三皇本紀》認為：「神農氏以赭鞭鞭草

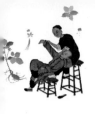
木，始嚐百草，始有醫藥。」《史記通鑒》也說：「神農嚐百草，始有醫藥、」又如《通鑒外記》也指出：「氏有疾病，未知藥石，炎帝始味草木之滋，嘗一日而遇七十毒。」這些有趣的論述，作者距今雖只 2000 年左右，然而其內容卻是數千年乃至萬年人們口耳相傳的歷史故事，儘管其中不無神話色彩，但確實是中國原始社會早期及其以後人們在尋求食物過程中逐漸認識某些藥物作用的生動描述。按照中國歷史進程，伏羲氏反映了中國原始社會的漁獵畜牧時期的早期；神農氏反映了中國原始社會晚期農業出現的時期，約距今六七千年的時期。無論是漁獵時期的肉食，還是農耕時期的素食，或是更古的採集野生食物，都要有千千萬萬個人每天進行著數次，乃至無數次飲食的實踐。所謂「飢即求食，飽即棄餘」。哪些植物之種子、根塊、枝葉莖幹可食或有毒，哪些動物之肌膚皮肉、內臟血髓可食或有毒，哪些湖河山泉之水等可食或有毒，這種先民必須不斷實踐的經驗累積，是完全可以想像而相信的。可食者即逐漸用以充飢和營養。有毒者則逐漸地認識累積著毒性反應的情況：能使人眩暈，能使人嘔吐，能使人泄瀉，能使人汗出，甚而不止，能使人尿利⋯⋯等等。這些毒性反應，也可視之為原始藥性的感性認識，累積多了，重複出現多了，就會日益由不自覺的經驗累積向著自覺的總結認識過渡，雖然這種過渡是十分漫長的，

但這種過渡是不可缺少的。偶然中毒使腹脹、胸悶等病症減輕或消失，人們逐漸認識了物質毒性與藥性之間的連繫，這正是藥物起源的歷史真實。這樣的實踐經驗多了，藥物即從而得到豐富。

關於針灸療法的起源針灸起源有人以為早於藥物，這一結論可能是一種主觀的想像推斷，很難有確切的依據。針或灸的醫療方法，都需要借助醫療工具，且需刺灸人身的一定部位，應該說較難於藥物知識的累積。針灸工具之發展，大體上有這樣一個過程，即砭石、鑱、箴、鍼、針。如此，則其質之發展改進似由砭石而石針、竹針木刺、骨針、青銅針、鐵針、金銀針……等。砭石在遠古不單用於刺病，而且更多用於外科化膿性感染的切開放膿的可能性更大些。晉代郭璞在註解《山海經·東山經》之箴石時說：「可以為砥針，治癰腫者。」清代郝懿行《山海經箋疏》認為「砥當為砭字之誤」。《南史·王僧儒傳》引注，可以為砭針是也。《說文解字》註：「砭，以石刺病也。」可見，砭石在遠古的用處，一是治化膿性感染的膿腫，一是以石刺病可能包括有針灸穴位的針灸療法在內。要確切分清幾乎是不可能解決的難題。現在讓我們簡要引用先賢關於這一問題的有關論述，以為分析研究的依據。

《左傳》襄公二十三年（前550），載有「美疢不如惡

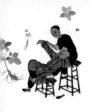

# 第一章 先秦醫學

石」，東漢經學家服虔在《春秋左氏傳解誼》中註釋：「石，砭石也。」《山海經‧東山經》記有：「高氏之山，其上多玉，其下多箴石。」箴石已如前述。《素問‧異法方宜論》敘述疾病的區域性時講過：「故東方之域，……其病多為癰瘍，其治宜砭石。」唐代王冰作注時指出：「砭石，謂以石為針也。」《漢書‧藝文志》有「用度箴石湯火所施」一句，唐代顏師古作注曰：「石，謂砭石，即石箴也。古者攻病則有砭，今其術絕矣。」現代學者大多認為砭石為針之母體，所以我們在此較多地論述了許多名家對砭石的觀點。如果針來源於砭石是正確的，那麼討論針灸之起源自然必須弄清砭石之原始用途，我們認為針源於砭石的觀點是正確的，針灸起源於砭石應該是有道理的，這不但從文獻記載找出了不少依據，在發掘的原始社會、新石器遺址中有不少砭石存在，數十年前民間之磁砭等原始醫療方法在若干地區仍然應用也是一個有力的佐證。中國考古發掘，原始社會的砭石、石針、骨針、青銅針等越來越多，許多形狀也大體相似，給討論針灸的起源增添了珍貴的資料。至於傳統的觀點，如《路史》所述「伏羲氏……乃嘗味百藥，而制九針」，很明顯，制九針當晚於制針，更晚於砭石之打製和應用。如果伏羲制九針的歷史故事有其一定的真實性，那麼伏羲時代約相當原始社會的山頂洞人時期，砭石之用於外科、針灸當有數萬年的歷史。

　　針灸療法除針灸療法外，還有灸療法。灸的起源也很有趣，不過從文獻記載和考古發掘中均未能得到較確切證據，因而人們的研究只能出於一種推論。譬如：人們認為現代用艾絨做成艾炷或艾條，點燃以烘烤或燒灼熏人體一定之穴位，用以治療人們的某種疾病。即用火、艾火治病，為考其最早起源，便想到了原始人用火、人工取火的方法，將燒熱的卵石貼身以驅寒，並把熱卵石貼身某一部位對人體某種不適更有效的經驗。此類經驗的不斷自覺累積，灸療法即從中慢慢誕生。這種推論未必完全符合歷史實際，但不無一定的科學道理。《素問·異法方宜論》在論述灸法的來源時有這樣一段話，即：「北方者，……其地高陵居，風寒冰冽，其民野處而乳食，藏寒生滿病，其治宜灸焫。故灸焫者，亦從北方來。」2000 多年前醫學家之這一認識其根據不得而知，即使沒有文獻資料，至少有口耳相傳的歷史故事、民間傳說之類的記事作依據。因此，《內經》中的這段記述，確是我們現代人討論灸療法起源的一個重要依據及珍貴的史料。把人們的分析推論，同《內經》僅有的有關論述結合起來考慮，灸法始於原始人鑽燧取火之後，人們取火用火領域不斷擴大之際，恐怕不會有很大的偏差。

　　關於外治法和按摩導引的起源原始社會人們的生活、生產水準低下，條件極差。為了生存，人與野獸的搏鬥，氏族

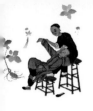

# 第一章　先秦醫學

部落之間的爭奪搏鬥，是經常要發生的。由於格鬥，外傷之類的疾患比較多見。由於生活於潮溼環境，甚至無衣服和房舍，所以風溼性疾病、關節之風寒溼痹等，是原始社會人們的常見病。對於如此環境的如此生活給人們造成的病害，先民既有一定的認識，也有抵禦和預防的思想和措施。譬如：關於居處等保健衛生措施已如前述，這裡僅引述《呂氏春秋·古樂》關於原始人歌舞的論述：「昔陶唐之始，陰多滯伏而湛積，水道壅塞，不行其原，民氣鬱閼而滯著，筋骨瑟縮不達，故作為舞以宣導之。」這一論述給人以十分真切科學的感受，它真實地描述了遠古人們生活於陰暗、潮溼的環境裡，因此造成人們鬱閼滯著，多患筋骨瑟縮不達的風寒溼痹之關節疾病。令人敬慕者，是創用舞蹈運動人體之肌肉關節，預防這些常見的疾病。中國的導引、按摩之發生發展，與人們在原始社會用以防治疾病的舞蹈有著密切的關係。而用於醫療的按摩、導引技術，歷來就與人們鍛鍊身體、增強體質的武術有著不可分割的關係。按摩、導引既用於人們因過度的體力勞動所引起的肌肉僵硬、關節勞損，也用於因與野獸搏鬥或戰爭搏鬥所引起的傷害和骨關節折傷脫臼。在原始社會，中國先民在抵禦外來襲擊和環境帶來的病患中，從慶豐收的歡樂歌舞的有益運動中，逐步認識了這些歡樂歌舞對人身的健康和防治上述種種疾病有著較好的作用，由不自

覺到自覺認識、傳播，按摩、導引、外治法即逐漸從中而誕生。

關於醫學起源於巫的問題論述醫起源於巫者在中國並不多見。的確，中國古代不少文獻敘述過巫、巫醫等，他們是作為一個歷史時期的真實存在記述的，並沒有把醫學的起源歸之於巫。醫源於巫的觀點是舶來品，是近代中國一些醫史學者從國外引進的觀點。雖然如此，這一觀點在中國醫史論壇曾有過較大的影響。大約在一兩萬年前後，中國社會發展到了氏族社會時期，由於生產工具的進步，先民思想意識的進步，生產得到空前發展，一部分人可以脫離體力勞動，從事著原始的腦力勞動，他們在解釋豐收和得來較易的食物時，逐漸產生了對天體、星辰、動物、植物等等的推崇膜拜，因而產生了所謂「圖騰崇拜」。氏族間對自然的崇拜，對祖先的崇拜，神化祖先，逐漸在這樣的基礎上產生了原始的宗教。中國的不少姓，如牛、馬、李、梅、柳等等，就可能是氏族圖騰崇拜的遺存。中國巫及由巫而產生的巫術，大約就是在此期的這個基礎上逐漸發展起來的。巫是中國原始社會較晚期產生的，巫醫絕不會早於原始社會晚期。關於醫學與巫術的關係，我們將在下章專門介紹，這裡僅就醫是否起源於巫作些簡要論述。前面我們已經提過「自從有了人類，就有了醫療活動」，這是比較確切的觀點。那麼，巫是

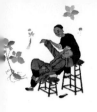

# 第一章　先秦醫學

原始社會晚期的產物，將其活動視為醫療活動的起源，已是十分不恰當的結論了。

巫在氏族社會形成時逐漸產生和發展，作為一個社會發展的存在，它曾有過進步的意義。巫醫，它既用巫術為人診治疾病，同時也掌握一定的醫療技術和藥物以解除人們的病痛，當然不能完全否定其歷史作用。但絕不可顛倒歷史，把後來產生的巫利用已有的醫藥知識反而視為醫藥的起源。巫在醫學發展上有過貢獻，但絕不是醫藥知識的創造者、發明者。我們不可以因為在原始社會末期和奴隸社會巫和巫術盛行而迷惑了自己的視線。中國醫學源於中國原始社會人們尋求食物、改善衣住條件和尋求健康、消除疾病的實踐活動中的經驗累積，而不是求神問鬼的靈感所獲。

關於醫源於動物本能和人類愛的問題顯而易見，這個觀點也是舶來品。我們不想否認人類之間的愛能促使對方為解除他所愛之人的疾痛傷殘去尋求醫療方法。然而，有了醫藥才能去尋求，沒有醫藥之時，只能為尋求食物而認識毒性、藥性作用，不會因為愛而遍嘗草木果實以尋求醫藥，這個道理是不難理解的。當然，人類的愛是可以促進愛他之人去發展醫藥，從事醫療活動等等，歷史上特別是中國古代醫學家不乏為了母愛、妻愛、子愛而成為一個頗負名望的醫學大家，但是以為醫學起源於人類的愛則過於抽象而不符合歷史

實際。至於醫源於動物的本能，這本身就有一個原則的錯誤，即把人與動物等同了起來。是的，主張這一觀點的學者舉了不少例子，譬如：猴子會捉虱、拔掉身上的刺，狗腿受傷可以跛行以救護、對傷處進行舌舔清潔，甚至有學者記述埃及鶴便祕時能用長嘴呷水灌腸，非洲熊會食菖蒲治病，等等。這些本能確實是存在的，至少從文獻中看到過，但可以肯定，動物的這些本能反射永遠不會成長為醫藥知識。恩格斯曾明確指出：「動物也進行生產，但是它們的生產對周圍自然界的作用在自然界面前只等於零。」動物本能反射雖然也能看出其醫療保護作用，但永遠只能是本能反射性的醫療保護，不可能有什麼經驗總結和改進。人類醫療則完全不同。勞動把人同動物區別開來，人們的勞動、言語、意識、思維，可以使自己在勞動中獲得原始醫療救護知識，透過不斷的經驗總結，自覺的應用觀察、交流等，得到不斷的改進和發展。因此，簡單地把醫藥之起源歸之於動物的本能，顯然也是很不妥當的。因為。這種觀點把人與動物混為一談，不加區別，而且否定了勞動、經驗累積、思維交流的決定性作用。

醫藥衛生的起源問題，是一個十分複雜的問題，由於不可能獲得原始資料，要得到完全符合歷史實際的結論是非常不易的。然而透過對古代學者的記述和歷代醫史學家關於這一問題種種觀點的分析研究，得出比較符合歷史實際的結論

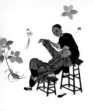

還是有可能的。綜觀我們古代學者有關燧人、伏羲、神農三皇創造醫、藥、衛生保健的記述，雖然也有不足為信的內容，但就其充分重視來源於勞動、生產、生活中實踐經驗之總結這一點而論，這些傳說故事的追述確是十分可貴的，很可能符合原始社會醫藥衛生起源的歷史實際。當然，醫藥衛生的起源，不可能是一個單一的過程。因此，我們重視人們早期勞動生產的作用，但也不可斷然否定其他原因的影響和促進。醫藥衛生起源很可能是一個以人們勞動生產、尋求食物、改善居處環境為中心，同時在其他條件、因素的影響下而逐步完成的。這個觀點也許更符合或接近醫藥衛生起源的歷史事實。單純強調源於人類的勞動和生產、生活實踐，雖不全面，但可成立；但若單純強調巫，或愛，或本能，非但不是全面的，而且很可能是錯誤的，至少是欠妥的。當然，醫藥起源問題仍然是一個尚待深入研究的問題，研究者們應透過爭鳴去求得更符合歷史實際的結論。

## 醫食同源與伊尹創製湯液

　　中國醫藥學之起源問題，其中最重要的古代學說之一，就是流傳最廣、影響最大的「神農嚐百草，始有醫藥」的傳說。神農氏是以教民農耕而為後代所尊崇的。他嚐百草的第一個目的是解決飢餓問題，至於始有醫藥並非自覺的目的，

而是尋求食物的不自覺產物。近代學者在論述醫藥起源問題時，常會自然而然地考慮到這樣一種可能：古代先民們在尋找食物的過程中，必然會誤食一些有毒或有治療作用的植物和動物，這些動植物有些使人嘔吐、腹泄、發汗，但卻意外地治好了某些疾病，有些動植物有止痛、止吐、止瀉的作用，當然也有些動植物會引起中毒死亡。先民們在反覆多次的實踐中，累積了經驗，這些經驗由不自覺到自覺地相互傳遞。也許這才是神農嚐百草的真正內涵。所以說「神農氏」恐怕是一個氏族的代表，並非真有其人。由此，我們可以得出醫食同源（藥食同源）的結論。在原始社會，人們對藥物作用的認識與尋求食物過程有著密切的關係，在奴隸社會這一關係進一步發展，人們從完全盲目的偶然發現轉到不太盲目的主動尋找藥物。

商代的建立者湯，與有莘氏通婚。有莘氏陪嫁的奴隸中有一位叫伊尹的，善於烹調。由於他有一套理政治國的才華而得到統治者賞識，最初湯用他作「小臣」，後為「相」。湯在伊尹的輔佐下，積聚力量，終於滅夏而建商。商湯死後，伊尹歷佐卜丙、仲壬二王，可見伊尹雖然是出身奴隸的廚師，也是一代理政治國的政治家。伊尹正由於出身奴隸，精於烹調，生活於奴隸之中，所以接觸和認識到許多既是食物又是藥物的知識。他不但掌握了精湛的烹調技術，還總結

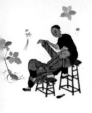
出不少治療經驗。醫食同源，可從伊尹的身上得到證明。《呂氏春秋·本味篇》記載伊尹回答商湯有關烹調問題時曾講過這樣一段話：「陽樸之姜，招搖之桂。」這句話雖然我們今天尚不能做出確切的註解，但姜和桂都是廚師烹調中常用的佐味品，同時又是醫師處方中常用的藥物。一般大眾都有經驗，如果突遇風寒或暴雨侵襲，為了預防感冒，普遍應用薑湯袪風寒。有研究認為，中醫最古老的醫方可能是桂枝湯。桂枝湯共由五種藥物組成，其中桂枝、生薑、大棗、甘草四種都是烹調佐料或果品，而且桂、姜正與伊尹所說的「陽樸之姜，招搖之桂」相合。如果說二者有淵源關係，也並非沒有道理。桂枝湯及其加減運用是非常廣泛的，至今仍普遍用於臨床。

伊尹同商湯論述學問涉及政事時，曾用醫理比附政事，如《呂氏春秋》所說：「用其新，棄其陳，腠理遂通，精氣日新，邪氣盡去，及其天年。」以人體新陳代謝的道理回答商湯取天下之道。從中也可看出，伊尹不但善理國政，而且精於醫理。

醫食同源之說，還可從中藥湯液治病得到證明。遠古時候，人們只能用咀嚼生藥方法治病。以後火的應用、陶器的出現，使製作湯液成為可能。湯液比生食草藥有許多好處，如擴大了應用藥物範圍，有些刺激性藥物透過煎煮可減輕刺

激性，礦物藥應用成為可能，有利於藥物有效成分的充分利用等，同時為單味藥向方劑過渡創造了條件。《漢書·藝文志》已有論湯液的專書《湯液經法》32卷之記載，晉代皇甫謐在《甲乙經·序》中指出「伊尹……撰用神農本草以為湯液」，「仲景論廣伊尹湯液為數十卷」。皇甫謐把湯液的創造者歸於伊尹，雖不能說是確定的歷史事實，但從中醫湯劑與人們生活中飲食之息息相關的事實來看，還是很有道理的。早在商代之前，火的利用、陶器的出現、對百草的認識等都為湯劑的發明創造了條件。在商代象伊尹這樣既精通湯液烹調，又精於醫理的人也許不只一個。歷史給湯液的創造賦予了可能，至於誰發明了湯劑可能是偶然的，很可能是許許多多個伊尹式的人物在不同地點不同條件下創造了湯液。這與神農嚐百草有相似之處，所不同的是，伊尹在歷史上確有其人，而神農氏則可能是氏族的代表，是神聖化了的氏族群體。

## 從《詩經》等文獻看商周醫藥水準

　　《詩經》是中國最早的詩歌總集，其內容反映了西周時期的生產、生活和政治經濟等情況。《書經》是中國上古歷史文件和部分追述古代事跡著作的彙編，它保存了商周時期的一些重要史料。《易經》是《周易》中的經文部分，萌

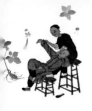

# 第一章　先秦醫學

芽產生於殷周之際，反映了當時某些樸素的辯證法觀點。總之，這三部仍保存於今的古典著作，其中有不少有關醫藥內容的論述，反映了商周時期中國醫學發展水準的一個側面。下面舉例分別予以介紹：

《詩經》中記載或描述的類似藥物甚多，其中僅植物類就有 50 餘種，有些現在仍是常用藥物。如芣苢（車前草）、蝱（草貝母）、杞（枸杞子）、蓷（益母草）、女蘿（菟絲子）、蒿（青蒿）、苓（甘草）、蘋（浮萍）、芍藥、白茅根、杻（女貞子）、椒、木瓜、藻、艾、荷、果臝（栝樓）、堇（烏頭）、桃、桑、棗、柏等等，可見其藥物知識已達到一定水準。在商墓出土的藥物中也有反映。《詩經》中還對一些植物的採集季節、產地有所記載，有些還明確指出其藥物功效，如芣苢「食其子，宜子孫」，是說車前子這味藥對婦女生育有利。儘管《詩經》中所記載的藥物知識還是零碎的、十分簡單的、不確切的，但卻真實反映了中國早期藥物知識的純樸，其中許多藥物被後世本草著作採用，為後世臨床家所習用。

《詩經》一書反映出的對疾病的認識也是驚人的，它較甲骨文所反映的對疾病的認識明顯前進了一步，有些還可多少看出些脈絡關係。病名方面已不是僅用簡單地用「疾」加部位的命名方法，而且有許多專用病名，如首疾（頭痛病）、狂（精神分裂症），如疾首（頭痛腦熱）、中心如噎、

勞、瘵、癢、朦盰等等數十種疾症。同時，從其所論，我們還可以看到對若干病症的對比形容。如《詩·小雅》記載有「既微且尰」。《爾雅·釋訓》、注為「骭瘍為微，腫足為尰」。用現代漢語來講就是下腿潰瘍預後輕微，而腳部浮腫預後重尰。如果不是累積一定醫療經驗是很難做出這樣判斷的。《詩·大雅·生民》有這樣一段記載「不拆不副，無菑無害」，意思是說嬰兒未經剖腹便順利地生下來了，可見當時難產是用過剖腹產手術的。

　　《書經》即《尚書》。其中也有關於疾病的一些記載。《康浩》之「瘝厥君」，瘝即鰥，《爾雅·釋沽下》「鰥，病也」。《康浩》「恫事身」，《爾雅·釋言上》「恫，痛也」。又如《金縢》之「王有病弗豫」，「遘厲虐疾」，意思是說：王有病，感到不愉快；下句是說王患了險惡的疾病。關於預後，也有「王翼日乃瘳」（《金縢》），意思是王病再過一天就會痊癒了。《尚書》中還有運用有毒藥物治療疾病的指導思想原則，《說命》「若藥弗瞑眩，厥疾弗瘳」。中國醫史學家陳邦賢先生在談到這個問題時指出：「商代的醫師，治療疾病都是利用重劑一起積痾。到了周代的時候，醫學更有顯著的進步了。《曲禮》曰『醫不三代，不服其藥』。」按一般理解，這兩句話的意思是：如果藥物服用後沒有瞑眩等毒性反應，治療疾病往往是難以取效的。至於醫不三代。有人

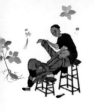
認為是指作為一個醫生，必須精通黃帝針經、神農本草、素女脈訣這三代醫學，否則難以令人相信其技術而服用他的處方用藥；有人則認為醫師必須有三代傳授，方可為病家所信任。總之，其共同之處是強調醫生必須有豐富的實踐經驗。

《尚書》也記載了若干巫醫的活動，譬如「周公禱武王之疾而瘳」，「若有疾，唯民其畢其咎」，「畢」在此指祈禱。這也反映了當時的實際情況。

《易經》中也有不少醫藥記載，如有傷、殘之記載，如「婦孕不育」的流產，「婦三歲不孕」的不孕症，「往得疑疾」的精神病等，反映了當時對疾病的認識和分辨能力的提高。特別是「無妄之疾，勿藥有喜」的論述，反映了當時醫學家對一些疾病預後轉歸已有了相當高的判斷能力。這句話的意思是說雖然有病，但不吃藥也可以好。也有人解釋為「無妄」是吉祥的意思，「勿藥有喜」是婦女身懷有喜（孕），用不著服藥，亦有一定道理，這兩種解釋雖不相同，但都反映出當時鑑別診斷是比較高明的。

## 巫術與巫醫的活動

原始社會末期，由於生產的發展，勞動產品和勞動力有了剩餘，社會分工成為可能。人們在與大自然求生存的鬥爭中，對於許多諸如風雨、雷電等自然現象以及疾病、死

亡等現象，恐怖、疑惑和不理解，於是產生了對自然、對祖先、對鬼神的崇拜，進而產生了以能與鬼神相通為身分的職業——巫。夏代歷史可考者還少，但殷商時奴隸主貴族已非常迷信鬼神，他們在統治機構中設置了大祝、大卜、司巫等神職官員。這時巫的地位很高，他們不但參與政治、軍事之決策，而且還為統治者占卜疾病之吉凶禍福，他們認為疾病是一種完全獨立的存在，就像衣服一樣可以被穿上，也可以被脫下來，而穿和脫完全由作祟者隨意掌握。作祟者可能是鬼神，也可能是祖先。要想疾病痊癒，就必須向作祟者祈禱，或者施法術令那些作祟者離去。但從事「醫療」，也是要找病「源」的，不過其病源並非客觀存在，而是病家或巫師臆想出來的。但一旦確定病因是上神、祖先所為，便設法懇求他們離去，並貢獻犧牲，檢討過失，許願，使上神祖先滿意而去。他們認為這樣病就會痊癒。如果病日益嚴重死去，人們則認為是上神祖先不肯饒恕。如果確認是鬼怪作祟，巫便施術調解，勸告他們離去，如病人有欠於鬼魂的情感財物，就要清算歸還以求諒解。如果認為是妖魔作祟，巫師便要施法術嚇唬、驅逐或懲罰，以求安寧和疾病的良好預後。

以上巫術都是騙人的把戲，如果說在殷周時期還曾治癒過疾病的話，那一方面是巫師祈禱、安撫會對病人造成精神

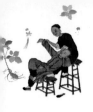

上的醫療作用，使病人問心有愧之類的情志疾病自然而然地輕鬆下來得到痊癒。另一方面，主要是一部分巫醫「皆操不死藥以拒之」，已經開始把勞動人民從醫療實踐中總結出來的一些藥物知識運用於治療中。以下略舉數例，便可了解在此期間巫、巫醫活動的梗概。

《說苑》：「吾聞上古之為醫者，曰苗父，苗父之為醫也，以菅為席，以芻為狗，面北而祝，發十言耳，諸扶而來者，輿而來者，皆平復如故。」

《韓詩外傳》：「俞跗治病，不以湯藥，榻木為腦，芒草為軀，吹竅定腦，死者復甦。」

《尚書·金縢》：「周公禱武王之疾而瘳。」

《山海經》：「開明東有巫彭、巫抵、巫陽、巫履、巫凡、巫相，夾窫窳之屍，皆操不死之藥以拒之。」

《逸周書·大聚》：「鄉立巫醫，具百藥以備疾災。」

以上文獻所記載的，大致是巫、巫醫的興盛時期的情況。這時的巫醫，儼然是無病不可治癒的大仙。然而實踐檢驗總是無情的，單憑祈禱、祝由、咒禁之類是不能治病的。巫醫也不得不「皆操不死之藥以拒之」，或「具百藥以備疾災」。隨著時代發展，人們對巫開始懷疑，巫在人們生活中的獨尊地位，慢慢發生了動搖，醫和巫終於分立。

# 《周禮》反映的醫事管理與醫學分科

隨著奴隸社會生產力的發展，社會分工進一步擴大。據《周禮》中記載，巫祝與醫師分屬於不同職官管轄。醫學已從巫術的桎梏下擺脫出來，醫巫正式分業。

《周禮・天官・塚宰》：「醫師掌醫之政令，聚毒藥以供醫事。凡邦之有疾病者、有疕瘍者，造焉，則使醫分而治之。歲終則稽其醫事，以制其食。十全為上，十失一次之，十失二次之，十失三次之，十失四為下。」醫師是眾醫之長，是負責醫藥行政事務的官員。他負責把國中不同病人分配給不同醫生治療，並在年終考查醫生醫療成績，根據優劣而制定俸祿。醫師之下設有士、府、史、徒等職，士負責醫療，府掌管藥物、器具和會計業務，史掌管文書和醫案，徒供役使並看護病人。當時已有一整套醫政組織和醫療考核制度。值得注意的是在此時醫案的書寫已成為制度，即「凡民之有疾病者，分而治之，歲終則各書其所以而入於醫師」。早在 2000 多年前就有病歷記載和死亡報告的書寫，這在人類醫學史上是一件很突出的業跡。

《周禮》中不但記載了當時醫政管理制度，而且還記錄了當時醫學的初步分科。在醫師之下，有食醫、疾醫、瘍醫、獸醫，各有所司。這是西周宮廷中醫療的分科。

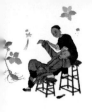

# 第一章　先秦醫學

## 最早的醫學分科

　　醫學分科必須是醫學發展到一定水準的產物。醫學沒有發展到較高的水準是不會有醫學分科要求的。《周禮·天官》記載；「醫師掌醫之政令，聚毒藥以供醫事。凡邦之有疾病者、有疕瘍者造焉，則使醫分而治之。歲終則稽其醫事，以制其食。十全為上，十失一次之，十失二次之，十失三次之，十失四為下。」「醫師為眾醫之長。」如果把這段衛生管理制度同現在作些比喻的話，所說的醫師就是最高衛生部門的領導，他負責管理衛生政令、藥品，以及各地疾病流行時醫生之派遣、考察等。關於確定醫生的待遇也已有明確的規定：如果年終時，醫生所治之疾病均獲良效那就是最高明的，如果治癒率不到 60%，則定為最差的醫生。為了醫師管理之需要，其下還設有士 4 人、府 2 人、吏 2 人、徒 20人，負責協助醫師掌管藥物、財務、文書檔案以及役使看護等工作。《周禮》還規定分醫學為四科，且各有編制和職責範圍之分工。例如「食醫，中士二人」，「掌和王之六食、六飲、六膳、百羞、百醬、八珍之齊」。可見食醫是最高統治階級的營養醫生，是專門管理其飲食營養、膳食果蔬調味之調劑等，可能正是殷商伊尹創湯液等制度的發展。這確實是一項很先進的制度和水準很高的要求。其次，是「疾醫，

中士八人」，「掌養萬民之疾病……以五味、五穀、五藥養其病，以五氣、五聲、五色視其死生，兩之以九竅之變，參之以九臟之動，凡民之有疾病者，分而治之」。疾醫相當於我們今天的內科醫師，其職責是負責大眾疾病之治療的。由五味……五氣……的論述可知，當時的藥物理論已經形成，而且用之於指導疾病的辨別診斷和治療。由此還可看出，當時的醫生對人體體表解剖和內臟解剖也有了認識，如對體表之九竅，包括口、耳、鼻、眼、前陰、後陰，體內之九藏，即心、肝、脾、肺、腎、腸、胃、膀胱等臟器的認識。第三個分科是「瘍醫，下士八人」，「掌腫瘍、潰瘍、金瘍、折瘍之祝（外敷藥）藥、劀（刮去膿血）、殺（用腐蝕藥去壞死組織）之齊」。很明顯瘍醫就是外科醫生，中國自古稱外科醫師為瘍醫。尤其可貴者，由瘍醫的職責中可以看出，對化膿性感染、腫瘤、戰傷、骨關節損傷等已能作出診斷和鑑別診斷。其醫療水準不僅表現在對各類外科瘡瘍已能鑑別，而且表現在藥物的製劑技術和藥性的掌握運用上。因此，我們不能不說中醫學在西週末期，特別是春秋戰國時期已出現了一派高度發展的景象。另外，還有「獸醫，下士四人」，「掌療獸病、獸瘍」。僅就這一點而言，中國此期的科學文化技術已達相當高的文明境界。不但對人類的醫學已有很高水準，而且在醫治獸疾、獸瘍方面也已有了專門研究。

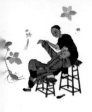

# 第一章　先秦醫學

　　如上章所敘述，殷商時期醫藥基本上是掌握在巫師手裡，從甲骨文獻可知，巫師在醫療上居於統治地位，西周也基本如此。但西周晚期，隨著陰陽、五行等理論的產生和發展，特別是奴隸們在生產、生活中醫療經驗的累積豐富，醫與巫分立已屬社會發展的必然，這一點也能從《周禮》的記述上得到啟發。在《周禮》中，醫藥衛生屬於「天官塚宰」管轄，而巫祝卻被列入「春官大宗伯」的職官之下。醫師地位得到肯定而有所上升。巫雖然仍占有其肯定地位，但信譽卻在下降。

## 專職醫師的出現

　　專職醫師之出現，是醫學發展進步的一個重要的里程碑。因為，在此之前，所謂醫療多是人們生活中生產中實踐經驗的體會認識，雖有用於醫療救護者，但並不為謀取生活的職業。狩獵者仍為捕獲野獸飛禽為食，雖有某物可以去某病的口耳相傳的經驗，用以為同伴醫療救護，但社會上並沒有醫師這一職業。其後雖有巫醫出現，但他們基本上仍以巫祝禱告為其專業，此時也沒有專業醫藥人員。專門以醫療為職業者，其出現可能是從春秋時期或更早些時才開始的。專職醫師的出現，是醫學發展進步的一個重要的里程碑，這一點是不難理解的。因為，從此開始了醫學家以醫療衛生經驗

總結為其終生的專門研究的職業。醫療經驗的總結，引進社會爭鳴中的先進思想用以概括醫學理論，發展醫學理論，人體生理、病理現象的專門觀察，解剖知識的綜合記述等，沒有專職醫師的出現，所有這一切都不可能得到較快的提高。

由相信桑田巫到相信春秋時代的名醫醫緩，這是西元前576年晉景公患病治癒後觀念的轉變。《左傳》記述的這一故事是很有趣的，晉景公病篤，先召桑田巫求治，後因懷疑桑田巫的診斷，派人到秦國求醫。因為秦晉有親姻之故，又秦多良醫，秦伯派醫緩到晉為景公診病，醫緩檢查後說：「疾不可為也，在肓之上，膏之下，攻之（針灸）不可，達之（藥物）不及，藥之不至，不可為也。」晉景公說：良醫也。後世有「病入膏肓」即由此而來。我們現在雖不能說醫緩的醫學理論如何科學，但其所論的歷史意義應該說是十分輝煌的，因為他的理論在與巫的鬥爭中可能是醫學發展上第一個偉大勝利。

《左傳》記載：晉侯有疾，求醫於秦，秦伯命醫和往視，醫和診畢，認為晉侯之病是由於過貪女色引起的，病症很像蠱毒，但並非鬼神，也不是飲食不節的關係。晉侯反問：女不可近嗎？醫和回答說：要節制。並且論述了為什麼要節制女色的道理。醫和強調：「天有六氣，降生五味，發為五色，征為五聲，淫生六疾。六氣者：陰、陽、風、

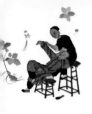

雨、晦、明也……陰淫寒疾，陽淫熱疾，風淫末疾，雨淫腹疾，晦淫惑疾，明淫心疾。女陽物而晦時，淫則生內熱惑蠱之疾，今君不節不時，能無及此乎。」這就是醫和倡六氣病因學說。醫和關於晉侯病似蠱的病因分析，強調了過貪女色的危害，雖然講得比較籠統，但不能說沒有道理，這一論述比先期強調鬼神是一個飛躍進步，更何況醫和明確排除了鬼神等，也說明已有很高的疾病鑑別能力。這就為醫生診治疾病提出了更高的要求。再者他關於六氣病因的論述，可以說中醫病因學說發展的奠基之論。醫和是西元前 6 世紀的秦國名醫，在他所論述的病因學說中；強調了寒疾是由於陰氣過盛的原因；熱疾則是由於陽氣過盛的關係；對於四肢痺瘻無力、抽風不用一類的疾病，他認為是由於風邪過盛而造成。他將腹痛、脹滿等一類消化道疾病，則歸之於防雨過盛的氣候變異。值得注意的是，他將精神、神經系統疾病的原因，歸之為過度光線或晦暗環境的長期刺激。醫和的病因理論雖然咋看起來似乎很原始，也比較抽象，但他的六淫學說，加上由他強調的其他病因，如不節制的女色，不節制的飲食，初步構成了中醫學歷來重視的三因學說，即內因、外因和不內外因。這是醫和對病因學說發展的一個極其重要的貢獻。在殷商西周時期鬼神致病說占據統治地位的情況下，醫緩、醫和，特別是醫和的病因學分析和運用，確是一次革命性的

變革，使中國的病因學說是由唯心的制約下，轉向唯物論的認識。完成這一變革的絕不會只是秦國的醫和、醫緩，必然有著許許多多與醫緩、醫和同心同德同認識的醫學家共同為此而呼號的鬥爭。因為，巫醫不會自動退出歷史舞台，只靠醫和等少數醫學家，巫醫是不肯放棄他們的唯心觀的。

西元前 5 世紀，在河北省任丘縣生活著一位遠近聞名的民間醫生，姓秦名越人。由於秦越人醫術高明，又行醫於民間大眾之中，所以人們十分愛戴他，尊崇他，用扁鵲來譽稱他。扁鵲在未學醫時，是一家客舍舍長，醫學家長桑君看到扁鵲有培扁鵲像養前途，便決定要把自己的醫方醫術傳授給他。扁鵲從老師處學得醫學理論和技術，遵從老師的教導，專心致力於為人民治療疾病，從不計較名利地位。中國西漢時期的著名史學家太史公 —— 司馬遷在撰寫《史記》時，特為扁鵲立傳。因此，秦越人是中國正史中第一位有傳的醫學家。司馬遷的《扁鵲列傳》記載秦越人曾以婦產科醫師、小兒科醫師、五官科醫師等不同特長身分，入鄉問俗，為各地婦人、小兒和老年人診治疾病，獲得了很大的成功。一次，他行醫到了虢國，虢國王太子患屍厥症（休克）而氣息幾絕，國王和大臣們均以為太子已逝，忙著為太子料理後事。扁鵲聞說此情，即往王宮視探，在得到國王和侍醫的允許後，為病人進行了系統全面的檢查。他告訴國王，太子並沒

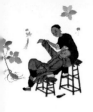

有死亡，自薦可以進行治療。國王接受了扁鵲的建議，於是他便命令弟子子陽給太子針灸三陽五會穴，過了一會兒，太子便慢慢甦醒過來；他又命令另一位弟子子豹用藥物熱敷，熨貼病人兩側胸脅部，太子即可慢慢坐起身來，接著他按太子的恢復情況，令弟子子游按摩，子同侍湯藥等，進行了20多天的內服藥物和按摩治療，調理其陰陽氣血，虢太子便逐漸康復。這個消息很快在虢國傳開，人們都說扁鵲有起死回生之術。但是，扁鵲卻實事求是地告訴大家：越人並非有什麼起死回生之術，只是太子並未真死，自當生也，越人能幫助他恢復健康而已。這種科學的觀點，謙虛的態度，一直在中國歷代醫學家中傳為美談佳話。

　　脈學診斷是中國醫學的一個特點，扁鵲對切脈和其他診斷疾病的手段，都已有了較好的掌握。他曾這樣對別人講：「夫越人之為方也，不待切脈、望色、聽聲、寫形，言病之所在。」遠在西元2世紀，中國著名醫學家——醫聖張仲景，就曾高度評價扁鵲的診斷水準。他說：「吾每覽越人入虢之診，望齊侯之色，未嘗不慨然嘆其才秀也。」的確，《史記》記載扁鵲曾透過望診齊桓侯病，預知其疾病之發展，並勸告齊桓侯早治，可惜齊桓侯不以為然，對扁鵲的多次提醒，他不肯聽信，最終由於延誤時機而抱病死去。這個故事雖有可疑之處，但能說明扁鵲的望色診斷技術確實是很高明

的。關於切脈診斷尤為扁鵲之所長。有一次，趙簡子病，來勢兇猛，五天時就昏迷不醒人事，趙國群臣都很驚慌，扁鵲為趙簡子切脈後認為：病人的脈像是正常的，並非死症。經過調治，果然痊癒。這個病例顯示了扁鵲切脈診斷技術的高明，結合他在虢國切脈診斷太子疾病並「起死回生」的事例，人們對他的脈學成就是非常推崇的。難怪司馬遷在論述了扁鵲的切脈成就後很有感慨地指出一個歷史事實「至今天下之言脈者，由扁鵲也」。這是對扁鵲脈學成就的第一次比較公正客觀的評價。

扁鵲六不治思想：司馬遷在《史記》扁鵲列傳中一一記述了秦越人所經治的若干病例之後，頗有感慨地發表了一段富有時代精神的話，這段話（有專家認為是扁鵲說的，有認為是司馬遷根據扁鵲的話寫的）既是他對研究撰寫秦越人傳的體會，也是他對秦越人學術、醫理和高尚道德品質的高度概括，同時也是對春秋戰國時期中國醫學發展水準和時代特點的一次富有代表性的總結。現將司馬遷的這段總結引述如下：「使聖人預知微，能使良醫得早從事，則疾可已，身可活也。人之所病，病疾多；而醫之所病，病道少。故病有六不治：驕恣不論於理，一不治也；輕身重財，二不治也；衣食不能適，三不治也，陰陽並藏氣不定，四不治也；形羸不能服藥，五不治也；信巫不信醫，六不治也。有此一者，則

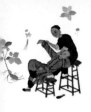

# 第一章　先秦醫學

重難治。」分析這段話有三個要點，即前一句是強調預防疾病和早期治療疾病的思想。如果一位高明的醫學家能夠達到預先診斷出病人疾病之所在，或尚未發病即知將要發病的高超水準，那麼就可以使病人得到早期治療，病人之疾病就可早日治癒，不至於延誤到不能治癒的狀況。這一思想既是當時醫學界的理想和期望，也是時人包括醫學家努力追求的目標。時至今日，我們未嘗不抱有如此之願望。中間一句是對上述期望不能完全實現的感嘆。意思是人類的疾病太多了，太複雜了；而醫學發展的水準卻太低了，治療疾病的理論和醫療技術也太少了。所以，當人們患病之後，往往有六種情況是很難治癒的，甚至是不可治癒的。最後一句則是六不治的具體內容。這六不治的概括確是很科學的。綜覽太史公筆下所述有關秦越人醫療事跡和成就，也正說明司馬遷所概括的六不治思想與扁鵲醫療活動有著十分緊密的關係，絕非太史公的個人空想和議論。這裡僅舉「信巫不信醫不治」為例。前已述及，殷商時期巫術巫醫居於統治地位，西周時期由河北任丘莫阝州鎮扁鵲藥王廟山門於陰陽學說等的興起並用以解釋人體和疾病，開始向鬼神致病說提出挑戰，春秋時期有醫緩、醫和進一步倡導非鬼神的六淫致病理論，唯物的病因學說有了加強，但他們尚未完全與鬼神觀念決裂。從文獻記錄可以說，扁鵲對鬼神致病的傳統觀念已予完全否定。

例如《新語》所述：「昔扁鵲居宋，得罪於宋君，出亡於衛，衛有病將死者，扁鵲至其家，欲為治之，病者之父謂扁鵲曰：吾子病甚篤，將為迎良醫治，非子所能治也，退而不用。乃使靈巫求福請命，對扁鵲而咒，病者卒死，靈巫不能治也。」又如扁鵲到了虢國宮門下，看見國中上下都在為太子進行禱告，他不解虢國太子患的什麼病為何如此迷信鬼神，經詢問乃知由於暴厥而死已經半天，尚未入棺，便決心診視。但王室巫醫不但不信，而且說：「先生得無誕之乎？」然而，扁鵲分析病情後說：太子鼻翼能張，說明尚有呼吸，兩股至陰，尚溫而未冷，尚可治癒。使巫醫啞口無言。我們前面已經介紹扁鵲用綜合療法果然治癒了太子的休克病。這說明他堅信醫術，不信巫術，敢於用醫術戰勝巫術，特別是說服國王接受醫學技術治療，這在當時巫醫還處於相當有勢力的情況下，確實是非常不容易的。太史公以「信巫不信醫不治」概括扁鵲及其時代醫療特點，對扁鵲而言是當之無愧的。

## 屍體防腐敗與保護

　　隨著中國醫學家藥物知識的增長，用藥經驗也日益豐富，加之中國人對祖先崇拜意識之日益濃厚，所以當統治者、被尊崇者、父輩等故去時，為了永遠保存完整的屍體，以示後來人之忠誠孝敬，人們在實踐中總結出許多方法，用

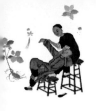

以處理屍體，嚴密墓穴等。我們中華民族遠在春秋戰國時期，在這方面已有了比較成熟的經驗。《周禮‧春官宗伯》和《禮記‧士喪禮》等都記載有用「鬯酒」洗浴屍體的禮儀，其浴屍有著嚴格的要求。這種鬯酒是用鬱金香草和黑黍釀造或煮的湯液，以之洗浴屍體自然有著較好的屍體防腐敗作用，同時使屍體能保持一定的芳香氣味，這裡我們舉幾個實例，可知在春秋戰國時期，在屍體防腐敗和保護方面已達到相當高的水準。例如：西元 438 年，在江西盜昌邑王塚，青州人盜齊襄公塚（死於前 686），並得金鉤，而屍骸露在岩中儼然若生。西元 315 年，曹嶷盜景公（前 600 ？）及管仲塚（管仲卒於前 645），屍並不朽。又如：幽公（死於前 423）塚甚高壯羨，既開皆是石惡，深丈餘乃得雲母，深尺餘，始見百餘屍，縱橫相枕，皆不朽。其中只有男子一人，其餘悉為女屍，或臥、或立者，衣服形色不異生人。再如：西元 226 年，吳人盜長沙王吳芮（死於前 202）塚，面貌猶如生人，衣服不朽。這些例子都是對戰國以前在屍體防腐取得成功極有力的證據。1976 年，由於保護遺體工作任務的需要，曾對古代有關屍體防腐和保護技術進行過比較深入的研究，結合馬王堆一號漢墓女屍在地下 2,000 個春秋而不腐的考察，確信春秋戰國時期的屍體防腐技術已達到很高水準。上述在西元前 686 至前 202 年死亡的齊襄公等經過多者千餘

年，少者四五百年後發掘時，屍體也都保存完好而未腐敗，記述者形容其儼然如生是很有根據的。古代屍體防腐敗除了用金、玉之外，許多文獻都記錄有香料藥物，實驗證明，香料藥物除了防蟲、殺蟲之作用外，對許多種細菌都有著氣象條件下的抑制或殺滅作用。許多這類作用有不少與醫學家用以治療疾病的藥理作用也是相一致的。

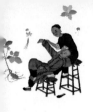

# 第一章　先秦醫學

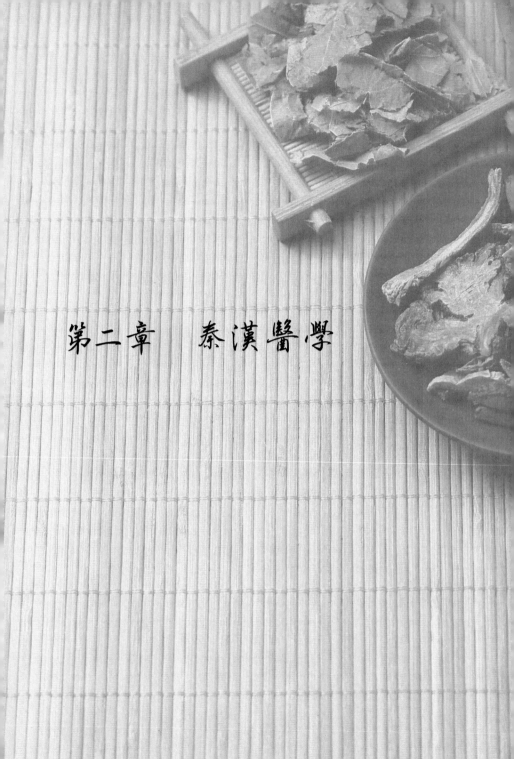

# 第二章　秦漢醫學

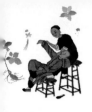

# 馬王堆漢墓醫書

　　從前，醫史學家和中醫學家，都認為《內經》是中國現存最早的醫學著作，由於《內經》在醫學理論上的高度成就，人們懷疑其基礎有否總結出這些理論的可能性。也就是說在《內經》之前是否有足夠的對疾病認識和醫療實踐經驗的大量累積作為這一理論產生的基礎。甚至有人以此為根據把《內經》的產生年代推遲到西漢、東漢或更晚。馬王堆醫書於西元 1973 年從湖南長沙馬王堆三號漢墓出土後，國內外學者廣泛認為：《五十二病方》等醫療技術經驗方書的成書年代在《內經》之前。儘管人們對《內經》成書年代的認識仍存在著分歧，但《五十二病方》等確是先於《內經》而產生的。連繫《五十二病方》等馬王堆出土的、14 種醫書來看，其成書不一定都是早於《內經》，但至少對《內經》理論產生的醫療實踐基礎是一個十分重要的有力支持。

　　馬王堆三號漢墓出土醫書計有《五十二病方》、《養生方》、《雜療方》、《導引圖》、《胎產方》、《卻谷食氣》、《陰陽脈死候》、《脈法》、《足臂十一脈灸經》、《陰陽十一脈灸經》（有甲乙兩種本子）等等。這些醫書既有醫療經驗的方書，也有從實踐經驗上升為理論的論述，這些發掘對研究中國醫學史有著極其重要的價值，特別對估價評述先

秦時期醫學提供了頗有意義的第一手資料。在此，我們只能舉例作些簡單介紹。

《足臂十一脈灸經》原無書名；整理研究者以其論十一脈分用足泰陽脈……等六條經脈和臂泰陰脈……等五條脈，又各脈內容只有灸並無針，故命名為《足臂十一脈灸經》。從十一條經脈的內容和行文分析，與《內經・靈樞》的經脈篇大致相似，經比較研究該書除比《靈樞》十二條經脈少一條外，其內容也簡略，病候也少，顯然比《靈樞經》要原始一些，更早一些。《陰陽十一脈灸經》雖也各有差異，但分析研究其內容，其結論與上述相當，茲不贅述。

《脈法》、《陰陽脈死候》都是診斷學專著，與《內經》一書的脈學內容相比也較原始。例如：在論述三陽脈之死候時和三陰脈之死候時，其內容與《靈樞》相近，但沒有五行學說影響的色彩，這是該書早於《內經》的一個很有力的證據。究竟成書何時，自然還有待於進一步研究。

《導引圖》是一幅高 50 公分，長約 100 公分的細筆彩繪帛畫，畫面 4 層，各層 11 人形，共有各種形態的導引人物圖像 44 幅，只有約 30 幅可以辨認。術式之旁多注有文字，說明可以治某病症等，不少動作是模仿禽獸的飛翔、尋食、奔走的形態特點，生動活潑，栩栩如生。連繫春秋戰國時期諸子記載有六禽戲之類，以及後漢華佗改進為虎、鹿、熊、

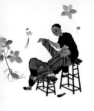

猿、鳥五禽戲的動物術式，該導引圖的繪製時間不會晚於秦代。《導引圖》不但說明中國的醫療體育淵源流長，而且對我們現代人鍛鍊身體、袪病延年仍有著重要的意義。

《五十二病方》是馬王堆三號漢墓出土的 14 種醫書中內容最豐富的一種。本來也沒有書名，是因其目錄列有 52 種疾病病名和在這些病名之後有「凡五十二」字樣而由整理者命名的。該書之目錄雖只 52 種疾病，但其內容實際上有病名達 103 種，所用治療方法和方劑總數達 283 個，統計其所用藥物共有 247 種，並有豐富的藥物炮製內容。該書所論疾病涉及有外、內、婦、小兒、五官等各科，其中尤以外科疾病最為突出，大約占全書內容的 70% 以上，很可能是一部外科專著。因此我很懷疑《五十二病方》可能就是《漢書‧藝文志》所收載的《金瘡瘛疭方》。理由是：在《五十二病方》中首先敘述的是「諸傷」，在諸傷條下把金瘡，包括刀刃傷、出血等放在最突出的地位，其次便是「傷痙」，傷痙即由金瘡等外傷引起破傷風而出現瘛疭抽風等症狀。金傷、刃傷、出血以及傷痙的描述，使我們對《金瘡瘛疭方》已佚內容有極好的理解。如果深入分析《五十二病方》對各種外科疾病的描述和認知水準，就越覺得這樣的推測是很有道理的。那麼《五十二病方。》所記述的外科疾病有些什麼病呢？就現代病名而言，諸傷即現代的外傷性疾病，傷痙則敘述了外傷性破傷風，嬰兒索痙即斷臍帶不潔而感染破傷風

捍菌所引起嬰兒破傷風，其他還有狂犬嚙人的狂犬病，冥的癩瘋病，以及十分精巧的疝氣、痔漏等外科治療手術等，這些都給上述推測提供了依據。至少我們應該認為《五十二病方》是先秦一部內容豐富多彩的外科專著。下面讓我們舉例介紹如下：

諸傷條下共記敘了16條不同傷、症的治療方法。如：「令金傷毋痛方，取鼢鼠，乾而冶，取薊魚，燔而冶，辛夷、甘草各與鼢鼠等，皆合撓，取三指撮一，入溫酒一杯中而飲之。不可，則益藥，至不痛而止，令。」這一方劑的基本內容在六朝時醫學文獻中還有記載，可以肯定其止痛效果是較好的，因為酒本身就是一種很好的止痛劑。

傷痙。《五十二病方》描述時首先強調：「痙者，傷。風入傷，身伸而不能屈。」廖廖數語，已將外傷性破傷風之病因、症狀交待得十分明白，也就是說傷痙這種病，痙的原因是因傷後，風邪進入傷口，發作時身體抽風，角弓反張，不能屈身。觀察之細，論述之確切，在 2000 多年以前，實在令人欽佩。

冥。《五十二病方》論冥時指出；冥者，蟲，猶如螟蟲嚙穿植物樣，其所發無定處，或在鼻，或在口旁，或在齒齦，或在手指。能使人鼻缺，指斷。很有意義的是，在春秋戰國時期醫學家對癩瘋病發病特點和症狀的認識已經如此深刻。用螟蟲穿食植物內心之現象，概括人患癩瘋病後所出現

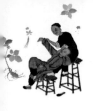

的類似狀況，並命名這種病為冥病，既形象使人易於理解，語言生動令人難忘。

　　腹股溝斜疝醫療手術技術。腹股溝斜疝是一種由於先天性或後天引起的腹膜鞘狀突不能閉塞，在腹壓增大時，腹腔內容物就會逐漸透過內環而移入陰囊。這種病在兒童中比較常見，古代由於體力勞動強度大，此病可能更為多見。《五十二病方》對這種病的醫療技術已達到相當高的水準。譬如：用小瓠壺穿孔，取除內容，使陰囊和外生殖器納入瓠壺內，使墜入陰囊的疝內容物還納腹腔，用以解除難以忍受的脹滿墜疼的痛苦。其設計是何等巧妙科學，與現代所經常使用的疝氣帶、疝氣罩是十分相似的。令人驚奇的是當時已創造性地應用了外科手術治療。《五十二病方》中有這樣一段記述：（即腹股溝斜疝），先將卵（即睪丸，此當指疝內容物）向上還納腹腔，並引其皮下向上，然後用砭石穿其旁（具體部位因缺字不甚明），再用××汁及膏×，撓以醇×，又灸其疥，不能著風，易癒。雖然關鍵字句有缺，但仍然可以清楚看出，是用砭石穿刺相當於內環部位的皮肉，並用酒類、膏藥塗抹刺傷部，更用火灸法燒灼局部。如此處理，無疑會在內環部位形成較大的瘢痕。這樣的瘢痕足以閉塞其先天性或後天性孔道，腹股溝斜疝可由此而治癒。這是一個非常偉大的成就。

　　肛門痔瘻。治療肛門痔瘻的保守方法和外科手術方法都達到了很高的水準，這裡僅舉一個令人驚奇的環切術。《五十二病方》強調：混合痔合併瘻管者，殺狗，取出膀胱，用竹管從其孔插入膀胱，再將狗的膀胱及竹管一併插入肛門，從管吹氣入，狗膀胱即膨脹，然後慢慢將膨脹的膀胱向外引出。此刻，即可用刀徐徐切除其痔與瘻管。術後用黃芩等藥敷貼傷口。很顯然，西元 1877 年懷特氏始用環切術，但他所用的不是狗膀胱，而是用木梳子塞入肛門然後拉出使痔瘻內容暴露視野，進行切除手術。我們不懷疑懷特氏環切術比《五十二病方》的手術要高明很多很多，但其所用之木梳與膀胱，兩相比較，《五十二病方》的水準，不知比懷特要高出多少倍。令我們驚奇的是，早懷特氏 2000 多年，在這個領域的中國醫學家對治療這種比較複雜的肛門疾病，已經達到了與 19 世紀歐洲相似的成就。

　　從《五十二病方》等書所達到的醫療水準來看，中國醫學特別是醫療技術、方法之累積，在《內經》之前，已經達到非常豐富的境地。馬王堆三號漢墓醫書之出土，僅僅使我們打開了眼界，開闊了視野，相信了過去不敢相信的事實。例如；過去人們多只是以《內經》中所載的十三方解釋或推斷《內經》產生的醫方學基礎，使人始終認為《內經》的理論有一種空中樓閣的感覺，並有由此儘量將《內經》之成書

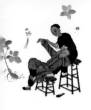
年代一次一次向後推延。馬王堆漢墓醫書，還有僅存於《漢書‧藝文志》的醫方數百卷，更使醫史學家認識到《內經》不是天上掉下來的，它是以存目醫書、出土醫書，還有尚未出土或早佚醫書等等為基礎而經由許多代醫學家不斷總結上升發展而完成的。

## 《內經》

《內經》即《黃帝內經》，過去一直被認為是中國現存最早的醫學著作。但 1973 年馬王堆三號漢墓出土一批醫書後，這個結論就慢慢站不住腳了，因為據學者研究，《五十二病方》、《足臂十一脈灸經》等，顯然都比《內經》為早。現在，我們只能說《內經》是中國現存最早的理論比較完整的醫學著作。但是，馬王堆醫書的出土，不是降低了《內經》的學術價值，而是使其科學性得到了進一步的肯定。《內經》不但在中醫學 2000 多年的發展過程中發揮了巨大的作用，其理論至今仍有效地指導著中醫臨床實踐。

### ▶《黃帝內經》的成書

《黃帝內經》這部書最早見於《漢書‧藝文志》，同時記載的還有《黃帝外經》，以及《扁鵲內經》、《扁鵲外經》等，但只有《黃帝內經》流傳後世，其他則僅存書目，內容

不可得知。《黃帝內經》是由《素問》和《靈樞》兩大部分組成的，各有醫學論述性文章81篇，內容涉及人體的生理、解剖、病理、診斷、治療原則、疾病預防思想以及廣泛引進的陰陽五行學說等等。對《內經‧素問》在學術界似無意見分岐，但對《內經‧靈樞》則存在著若干不同見解，因為人們對《靈樞》、《針經》和《九卷》持有異議，有的認為同為一書而存異名，有的則認為並非一書。由於年代久遠，存在不同看法並不奇怪，在此更無仔細辨別之必要。有關《黃帝內經》之成書年代問題，各種不同觀點的爭鳴已有數百年的歷史。自然，認為《黃帝內經》成書於黃帝時代的觀點，早已為學術界所否定。不過所以用黃帝冠書名，是後世出於對黃帝論醫學的崇敬心理和藉以提高該論著權威性的舉動。那麼究竟產生於何時呢？有認為成於春秋或春秋戰國者，有認為成書於戰國或先秦者，有認為成書於秦漢或漢以前者，有認為成書於東漢，或更因為唐時有補佚而謂成書於唐代者，意見紛紜，似各有所據。不過從全面系統看，多數學者認為以成書戰國時最可信。大家比較一致認為《內經》並非出自一時一人之手，而是經由許多年代許多醫學家的經驗、心得和理論概括之總成。而《內經》論述的基本內容，是戰國時期諸多醫學家共同完成的。

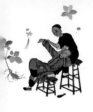

## 第二章　秦漢醫學

### ▶《黃帝內經》的基本內容

　　《內經》是一部專論中醫基本理論的著作，雖然有《素問》與《靈樞》之別，但其內容都是偏重理論和原則的論述。所不同者，《素問》內容偏重中醫人體生理病理學、藥物治療學基本理論，而《靈樞》則以相當大的篇幅論述針灸理論、經絡學說和人體解剖等。具體講，《素問》九卷論述了人體的發育規律，人與自然的相應關係，養生原則和方法，不治已病治未病的預防和早期治療思想，陰陽五行學說，臟腑學說，各種疾病之治療原則和方法（針、砭、灸、按摩、湯劑、藥酒、溫熨等），望、問、聞、切四診方法和要求等等；《靈樞》九卷論述了九針形質、用法、禁忌，人體經絡循行、穴位，情志與疾病，人體體表與內臟解剖，針灸方法與原則，體質類型等等。

### ▶《黃帝內經》的成就

　　《內經》的成就絕非三言兩語所能論述中肯確切，在此僅舉以下幾個方面加以簡述。

　　引進陰陽五行學說，建立整體觀念前已述及，在春秋時期醫學家已將社會上的陰陽、五行哲學理論思想引進醫學領域，並用以解釋和論述人體的生理、解剖、病理和診斷治療原則，至《內經》成書，該理論與醫學之結合已達到入微的

地步。人體體表、內臟，人與疾病，人與自然環境，人與氣候季節，以及疾病認識，處治原則等，無不滲透著陰陽五行學說。例如人體體表為陽，體內為陰；心肝脾肺腎五臟為陰，胃、大腸、小腸、膀胱、膽、三焦六腑為陽。對於疾病則熱為陽，寒為陰。對臟腑除了分辨其陰陽外，還要辨別五行之生剋關係，肺屬金，肝屬木，腎屬水，心屬火，脾屬土，在五行上金克木，木克土。那麼在考慮臟腑關係時，也要注意到肺病有可能傷肝，肝病時有可能傷脾胃，在治療上依據這一理論，醫生就要在處方時儘早有所注意，要防止肝病引致脾胃不健等病症的出現。整體觀念確是歷代中醫學家的一大治療思想武器，它使醫學家們克服了許多侷限性、片面性。重視綜合性分析疾病與人體體質不同的關係，與地域、氣候不同的關係，與暑溼風寒等等自然界變異的關係，與季節不同的關係等等，正是這些觀點使之比單純注重分析入微的思想方法高出一籌。陰陽與五行相配合，陰陽五行與臟腑經絡相配合，用以論述疾病與種種因素之間的複雜微妙的關係，採用各種治療方法原則等等，確係中醫學之所長，這是無容置疑的。但也必須指出：陰陽五行畢竟是一種古樸的哲學思想，必然有其不科學的方面，這是事實，因此必須運用辯證唯物主義思想給予檢驗和提高，這也同樣是十分重要的。

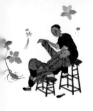

# 第二章　秦漢醫學

　　解剖與血液循環概念中國《內經》一書所記載的人體解剖水準是很高的。《靈樞》曾強調；人體體表的解剖部位，可以透過切循測量予以確定；至於內臟解剖，則要在死後透過切開胸腹進行剖視，臟腑的部位、大小、容量及重量幾何，血脈之長短，血液的清濁等等，一一予以記錄。例如消化道解剖，《靈樞》已詳細記錄了口唇幾何？唇到齒距離幾何？舌形重量，齒至咽幾何？會咽形質，口腔容量幾何？食道長多少，胃大小容量，賁門、幽門形質，小腸長多少，如何曲屈，容量幾何？大腸之升、橫、降，容量、重量，肛門形質等等。中同現代解剖學家侯寶璋教授，曾就《內經》等書所記載的解剖人體解剖圖數據同現代解剖作了比較研究，指出《內經》的解剖等基本上是正確的。可見中國在2000年前的人體解剖的技術水準是相當高明的。同時還要指出，《內經》敘述了血脈系統，即經脈、絡脈、孫脈，並明確提出血脈運行「如環無端」，永無休止，更正確描述了正常與疾病的脈搏次數、性質等等。如果把這些十分入微的觀察記錄連繫起來，不難看出那一時代中國醫學家對血液循環已有了相當正確的認識，至少已經有了清楚的概念。英國學者哈維於1628年發表了血液循環學說，有人將《內經》與哈維等同，並說《內經》比哈維發現血液循環早若干年，這當然是欠科學性的比較，但《內經》畢竟是初步揭示人體血液作環

周循行的一次偉大的發現。

《內經》的醫療技術眾所周知，《內經》是一部理論專著，一般甚少涉及疾病的治療湯藥和醫療技術。然而在《素問·陰陽應像大論》裡指出：「其有邪者，漬形以為汗。」在《五常政大論》一篇中又指出；「行水漬之，和其中外，可使畢已。」這兩處所敘述的水漬法，正是後世物理療法的水療法。又如《陰陽應像大論》所述：「其高者因而越之，其下者因而竭之，中滿者瀉之於內。」有的醫史學家考證此即古代的灌腸法。對腹水患者，《內經》已記述了採用穿刺放腹水的治療腹水的治療方法。在《靈樞》之痛疽篇，對脫疽，即現代所說的血栓閉塞性脈管炎，不但對其惡劣的預後已有所認識，而且強調了外科手術截趾 ——「急斬之」的治療方法。

強調早期治療的預防思想這裡我們僅僅引述《內經》的一些段落佳句，以說明其預防疾病的思想和強調疾病早期治療的思想已很明確。譬如：「虛邪賊風，避之有時」；「是故聖人不治已病治未病，不治已亂治未亂，此之謂也。夫病已成而後藥之，亂已成而後治之，譬猶渴而穿井，鬥而鑄錐，不亦晚乎。」又說：「上工救其萌芽，……」又如；「疾雖久，猶可畢也。言不可治者，未得其本也。」更有意義的是：「或言久病之不可取者，非其說也。」所有這些都給人們一個清

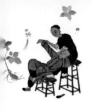

晰的概念。《內經》強調一位高明的醫師必須預防疾病於未發之前，或至少應當在疾病剛剛形成之時就能予以控制，不使發展到難治的地步。所謂「治未病」、「救其萌芽」即其意也。至於說《內經》所強調的久病可治思想，不認為有「不可治之症」，自然是一種進步思想，是積極向前的。當然，在那時這卻是不可能實現的理想。

與巫決裂《內經》是一部充滿醫學唯物論思想的著作，這不僅在思維方法上如此，在處理與巫師、巫醫理論上，表現得尤為突出。《素問·五臟別論》強調：「拘於鬼神者，不可與言至德，惡於針石者，不可與言至巧。」這就是說與那些迷信鬼神的人，是沒有辦法同他們研究論述高深的醫學道理的；對那些討厭針砭的人是沒有必要同他們講高明的針灸醫療技巧的。這樣堅定的意志和態度，說明《內經》的作者們和《內經》時代的醫學家們，已堅決同鬼神致病的謬論和唯心迷信的觀念決裂了。中國醫學在扁鵲、《內經》之後，再也沒有出現過鬼神觀念統治醫壇的情形，使中醫學始終沿著唯物的道路向前發展著。儘管在此之後，咒禁在一些時期仍有發展，甚至設有咒禁科，但無不處於從屬地位。更值得注意的是在咒禁一類迷信科目裡，藥物和醫療技術，心理療法等得到了發展和進步。

# 《神農本草經》

　　藥物知識起源於遠古先民們長期的生產與生活實踐，故上古時期有「神農嚐百草」之類的傳說。經先民們不斷累積經驗，口耳相傳，至春秋戰國時期，中國對藥物已有了較多的認識，我們可從先秦時期的一些文獻中見到不少有關藥物知識的記載。例如《詩經》為西周時作品，是中國現存文獻中最早記載藥物的書籍，書中僅植物藥就收載 50 餘種，某些藥物的採集、產地及醫療作用等也有簡略敘述。《周禮》載有「五藥」（指草、木、蟲、石、穀），可能為當時對藥物的初步分類歸納。《山海經》亦非醫藥專書，但收載藥物達 126 種，其中植物藥 52 種，還明確記載了藥物產地、效用和性能，反映出人們對藥的認識又深入了一步。它可算是較早記載藥物功用的書籍，對後世藥物學的發展有著一定的影響。另外，《禮記》中也有根據時令採集儲藏多種藥物的記載。反映這一階段藥物學知識之集大成者，是馬王堆漢墓出土醫書《五十二病方》。本書也並非藥物學專書，但所載藥物已達 247 種（其中約有半數被收入以後的《神農本草經》中），被應用於治療的範圍，涉及外、內、婦、兒、五官各科疾病。秦漢以來，藥物學知識又有了新的累積。西漢初期曾流行過藥物學專著，《史記、倉公傳》提到的古代醫藥書中就有《藥論》，可惜已經失傳。還有傳說的《子儀本

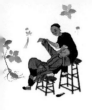

## 第二章　秦漢醫學

草》。秦漢時內外交通日益發達，絲綢之路開通，西域等少數民族地區、南海等邊遠地區以及東南亞等地的藥材源源不斷輸入內地，並逐漸為內地醫家所採用，大大豐富了當時人們的藥物學知識。用藥經驗的累積，以及藥物學知識的日益豐富，需要專人進行整理和研究。因此，西漢朝廷就已開始招集專人整理、研究和傳授本草學了。加之秦漢時臨證醫學的迅速發展，對藥物學也要求相應發展，正是在這樣的歷史背景下產生了《神農本草經》一書。

《神農本草經》（簡稱《本經》或《本草經》），是中國現存最早的藥物學專著。關於它的成書年代，說法不一。有人認為是神農、黃帝時代的作品，顯然是不可信的；有人認為是春秋時代的作品，有人認為成書於戰國時代，有的說成書於秦漢之際，也有人據考證斷定成書於東漢。這些看法孰是孰非，在目前缺乏實證的情況下，很難作出確切的結論。南朝齊梁的陶弘景《本草經集注・序》說：「舊說皆稱《神農本草經》，余以為信然……今之所存，有此四卷，是其本經，所出郡縣，乃後漢時制，疑仲景、元化等所記。」顏之推《顏氏家訓》亦云：「譬猶本草，神農所述，而有豫章、朱崖、常山、奉高、真定、臨菑、馮翊等郡縣名，出諸藥物，由後人所摻。」兩人都指出，《神農本草經》所記藥物產地，多為後漢時所設置的郡縣名，因此，推斷本書為後漢時所

作。另外，書中內容多重視神仙養生、服石煉丹，與東漢時風氣也相合。因此，醫史界多以東漢為該書的成書年代。關於本書作者，書名冠以「神農」，一是因為古代有「神農嘗百草」而發現藥物的傳說；二是一種尊古託古風氣的反映，如同《內經》之前冠以黃帝之名一樣。正如《淮南子·修務訓》所說：「世俗之人，多尊古而賤今，故為道者，必托之於神農、黃帝而後能入說。」所以，我們說《神農本草經》的作者並非神農。陶氏說可能出於張仲景、華元化等醫家之手，今天看來至少是缺乏根據的。另外，書名之所以稱為「本草經」，因為古代是以植物藥為主的。《說文解字》云：「藥，治病草也。」五代時韓保升也說：「按藥有玉石、草木、蟲獸，而直雲本草者，為諸藥中草類藥最多也。」總之，《神農本草經》和《內經》一樣，也非一時一人之手所作，而是經過秦漢以來很多醫藥學家的經驗累積總結，並不斷蒐集編輯，最後約在東漢早期編集成書，當然不是指其開始之時，而是成書之時。這種看法是比較可信的。

　　《神農本草經》全書 3 卷（亦作 4 卷），共收載藥物 365種，採用上品、中品、下品分類法，以補養無毒藥 120 種為上品，以遏病補虛、有毒或無毒的 120 種為中品，以除邪多毒藥 125 種為下品，這是中國藥物學最早、最原始的藥物分類法。藥物理論方面，概括記述了君臣佐使、七情和合、四

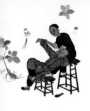

# 第二章　秦漢醫學

氣五味、陰陽配合等，並且明確了「療寒以熱藥，療熱以寒藥」的原則，使藥物性能與病機更緊密地結合起來，完善了中醫學的治療理論。對藥物功效、主治、用法、服法都有一定論述，很便於臨床應用。而且指出：「當用相須相使者良，勿用相惡相反者；若有毒宜制，可用相畏相殺者。」提出了配伍宜忌的觀點。所載主治病症約 170 餘種，包括內、外、婦、五官等各科疾患。另外，還注意到藥物的產地、採集時間、炮製、品質優劣和真偽鑑別等。

　　《神農本草經》是秦漢前數千年用藥經驗的樸素總結，書中所載許多藥物的療效，均為長期臨床實踐和現代科學實驗研究所證實。如書中載有治黃疸藥物共 8 種，其中茵陳、黃芩、黃柏等至今仍為治療溼熱發黃的要藥。又如書中載麻黃平喘，已為近代科學實驗研究所證實。1887 年日本長井長義博士發現麻黃素，1924 年中國藥學家陳克恢博士在大量臨床病例中驗證了其平喘作用，此後受到各國醫藥界的重視，大量投產，成為現代醫學的一種重要藥物，這也是中國醫藥學家對現代醫藥學所作出的一個貢獻。再如書中有黃連治痢的記載，現代黃連（或用小蘗鹼）被廣泛用於治療菌痢、腸傷寒、肺結核、流行性腦脊髓膜炎、潰瘍性結腸炎等，其效果與氯霉素、磺胺類藥、鏈霉素等無明顯差異，而且細菌轉陰較快，無毒副作用。此外，如豬苓利尿，大黃瀉下，甘草

解毒，海藻療癭，雷丸殺蟲，常山治瘧等等，都是中國醫藥學的寶貴經驗。也正是這些大量從實踐中總結出來的寶貴經驗，反映了《神農本草經》一書的科學價值。當然，《神農本草經》的科學價值絕不僅僅就是這些，至今仍有相當一部分內容有待我們繼續發掘。在這方面，青蒿素的發現給了我們深刻的啟示，科學的領域中永遠包含著許多未知數，只要我們勤奮耕耘，就能不斷有新的收穫。

總之，成書於一千七八百年前的《神農本草經》包含了許多具有科學價值的內容，而所反映出的當時中國醫學透過大量實踐累積起來的對藥物的認識，是很了不起的。《神農本草經》對秦漢以前零散的藥物知識進行了第一次系統的總結，歷來被尊為藥物學的經典著作，並被註釋發揮，至今仍是學習中醫中藥的重要參考書。

當然，由於歷史條件的侷限，《神農本草經》也存在某些缺點和錯誤，這反映在該書道家色彩比較濃厚。道家主張煉丹服石，他們把各種礦物用各種方法燒煉，煉成所謂丹藥，認為服用丹藥可治一切疾病，可以延年益壽，可以長生不老。秦漢以來，這種煉丹服石的風氣越來越盛。《神農本草經》明顯受到這種思想影響，迷信服石神仙，故其藥物分類與藥物功效的敘述，有的被蒙上了一層神仙色彩，如久服輕身延年、不老神仙之類。尤其是一些有毒或劇毒的藥石，

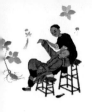

## 第二章　秦漢醫學

反被視為無毒補益、輕身延年的上品，如說「雄黃……煉食之，輕身神仙」、「水銀……久服，神仙不死」之類，不但荒誕不經，給後世藥物學的發展帶來消極影響，而且還直接給人們帶來危害。不過，另一方面，煉丹術和製藥化學有密切關係。世界上早已公認煉丹術起源於中國，並成為近代化學的先驅，如《神農本草經》中「丹砂……能化為汞」可謂這方面的啟蒙記載。煉丹術產生的動機在於方士們企圖煉製所謂長生之藥，追求長生不老，當然是唯心迷信的東西，但客觀上卻導致了製藥化學的開端，提高和擴大了化學藥物的應用範圍，促進了中醫藥劑學（尤其是外科用藥）的發展。

《神農本草經》成書後，至隋代尚存，至唐就不見於官家藏書目錄，估計原著在唐初失傳，其後再未發現。但其內容由於梁朝陶弘景《本草經集注》、唐朝蘇敬《新修本草》、宋朝唐慎微《證類本草》、明朝李時珍《本草綱目》等後世本草之引用而保存下來。明清以來，許多學者曾從事該書的整復工作，並存有多種輯佚本。輯本中以明朝盧復的本子為最早，而清朝孫星衍和顧觀光以及日本人森立之的三種輯本，各有所長，影響較大，這三種輯本解放後均予重印。

這一時期除《神農本草經》外，三國時代華佗的弟子吳普和李當之，對藥物學也有所研究，並分別撰著了《吳普本草》和《李當之藥錄》，對藥物學的發展做出了一定的貢獻，但原著均已失傳。

# 淳于意與《診籍》

淳于意，姓淳于，名意，臨菑（今山東省淄博市）人，西漢初著名醫學家。淳于意一般認為淳于意約生於西元前205年，其卒年不詳。由於淳于意做過齊國的太倉長（主管倉庫的官員），故又被稱為「太倉公」。司馬遷《史記》中《扁鵲倉公列傳》之倉公即淳于意。

淳于意從小喜愛醫術，曾拜公孫光為師，因對醫方的見解深刻而得到老師的喜愛，公孫光稱讚他有「聖儒」風度，「必為國工」。淳于意得公孫光「禁方」之傳授後，又投師於同郡公乘陽慶，盡得其《脈書》、《上經》、《下經》、《五色診》、《奇咳術》、《揆度》、《藥論》等之傳授。凡此三年，醫術日益精良，且名聞於世。

「緹縈救父」是許多人都知道的故事。淳于意為人耿直，不肯顯名，常匿名而四處遊學行醫，由於不肯為當時某些以勢欺人的王公貴族看病，得罪了他們，於漢文帝四年（一說十四年，或十三年）被誣告而解送長安。淳于意只有五個女兒，臨行之際，圍父而泣，淳于意不由心煩不快，說：「沒有兒子，遇到了危急之事就無人分擔！」小女兒緹縈聽後十分傷心，當即願隨父西去。至長安後，緹縈又上書文帝，言其父廉平守法，表示「願入身為官婢，以贖父罪」，文帝感其孝誠，而淳于意方得以免刑。獲釋後，返鄉家居，

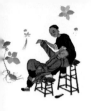

以看病謀生。這則「緹縈賣身贖父」的故事，歷代《百孝圖》之類書中均有記載。從中我們可以了解到淳于意這樣一個技術高明的醫生在當時封建社會中的不幸遭遇，以及緹縈的可貴品質。

漢文帝在召見淳于意時，詳細詢問其學醫經過、治病情況及帶徒弟的具體細節，他都一一作了回答。其中敘述了 25 位患者的姓名、性別、職業、裡居、病因病機、診斷、治療及預後等情況，司馬遷把這些都如實地記載在倉公傳中，這樣我們才知道西漢時期有這樣一位著名的醫家，這 25 例病案就是中國醫學史上著名的淳于意《診籍》。

從《診籍》中，我們可以了解到淳于意的高明醫術，並窺知西漢初年醫學發展的一般情況。25 個病例中，記有約 23 種病名，如疽、氣鬲、湧疝、熱病、風癉客脈、肺消癉、遺積瘕、迵風、風蹶、氣疝、熱蹶、齲齒、不乳、腎癉、腰背痛、蟯瘕、中熱、痺、苦沓風、瘩、牡疝及傷脾氣、肺傷等，其中以消化系統疾病為多。所論病因，以房事及飲酒最多，尚有過勞汗出、外感風寒溼邪等。如論齊中大夫齲齒案云：「得之風，及臥開口，食而不漱。」這些觀察和分析是符合科學道理的，是很正確的。

淳于意在診斷方面具有豐富的經驗。他精於望診，而尤精於切脈。診籍中有多例是透過望色做出準確診斷的。特別

是脈診，他不但記載了浮、沉、弦、緊、數、滑、澀、長、大、小、代、實、弱、堅、平、鼓、靜、躁等近 20 種單脈象，其中大都沿用至今，而且還論述了脈大而數、脈大而躁、不平而代、脈深小弱、脈大而實、嗇而不屬等兼脈。在論脈理方面還有脈無五藏氣、陰陽交、並陰、三陰俱搏、脈不衰等，使中國醫學之切脈診斷水準得到明顯提高。25 例中，有 10 例完全是根據脈象來判斷死生的，如齊中御府長信熱病案、齊淳于司馬迵風案，雖為久病、重病，但淳于意根據脈象均正確預見其病「可治」、「猶活」。他並且指出，論醫者「必審診，起度量，立規矩，稱權衡，合色脈，表裡，有餘不足，順逆之法，參其人動靜，與息相應，乃可以論」。強調診病必須審慎行事，諸診合參，以避免片面性。由此可以看出，淳于意對中醫診斷學做出了值得重視的貢獻。

在疾病治療上，淳于意以藥物為主，輔以針灸、冷敷等法，豐富多樣。常用方法包括有湯劑、丸劑、散劑、酒劑、含漱劑，以及催乳、冷敷、陰道坐藥和外敷等。由此，可知西漢初年時方藥治病已占主導地位，並累積了豐富的經驗。現舉一個較為典型的外感熱病診治案例如下：「齊中御府長信病，臣意入診其脈，告曰：『熱病氣也，然暑汗，脈少衰，不死。』曰：『此病得之當浴流水而寒甚，已則熱』。信曰：『唯，然！往冬時，為王使於楚，至莒縣陽周水，而莒橋樑

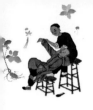

頗壞，信則掣車轅未欲渡也，馬驚，即墮，信身入水中，幾死，史即來救信，出之水中，衣盡濡，有間而身寒，已熱如火，至今不可以見寒。』臣意即為之湯液火齊逐熱，一飲汗盡，再飲熱去，三飲病已。即使服藥，出入二十日，身無病者⋯⋯」值得一提的是下面這個案例：「菑川王美人懷子而不乳，來召臣意，臣意往，飲以莨藥一撮，以酒飲之，旋乳。」莨（即莨菪）據載有鎮痛麻醉作用，這是用酒服莨菪藥作鎮靜麻醉劑以助產，當為同類應用中最早的記載。淳于意對針灸也比較重視，如濟北王阿母熱蹶一案，即「刺其足心各三所」，「病已」；齊中大夫齲齒案則藥、灸並用而獲效。

秦漢之際，服石求仙之風興起，如診籍中所載「齊王侍醫遂病，自煉五石服之」，亦可見一斑，淳于意在為其診病時，依據醫學理論，認真負責地指出煉服五石的危害性，批評了這種風氣，但遂不聽淳于意之勸告，終於因疽發而死亡。淳于意是中國醫學史上反對服石求仙的先驅者。淳于意很有實事求是的科學態度。漢文帝問他：「診病決死生，能全無失乎？」他回答說：「時時失之，臣意不能全也。」這個回答是切合實際的。即使在科學昌明、醫學發達的今天，也仍然存在一些使醫生們束手的不治或難治之症。但歷史上也有少數缺乏自知之明的醫家，如清代外科學家王洪緒就曾炫耀：「余年七十有二，治經四十餘年，用藥從無一誤」，並命

其著作為《外科證治全生集》，這不但不合實際，也反映出他治學態度的片面與偏執。而淳于意的可貴品質，在今天仍然是值得我們學習的。

雖然中國早在周代就有建立病歷和做出死亡原因報告的記載，但在《周禮》中語焉不詳，所以淳于意的「診籍」是中國現存最早見於文獻記載的醫案，它既保存了西漢以前醫學文獻中的有關材料，又反映了西漢初年中國醫學所達到的真實水準，並如實記錄了他治療疾病成功的經驗和失敗的教訓，在中國醫學史上具有很高的研究價值。同時，其體例內容，實開後世病歷醫案之先河，對中醫學術的提高與經驗的總結，造成了積極的促進作用。

最後我們還應特別提出著名史學家司馬遷對中國醫學史研究做出的貢獻。《史記·扁鵲倉公列傳》是中國最早的醫家傳記。司馬遷對戰國時代名醫秦越人和西漢名醫淳于意的記述和研究，有著相當高的水準。他用史家的如椽之筆，生動而深刻地刻劃了秦越人和淳于意的形象，正確反映了當時醫學發展所取得的成就，並給予了高度的概括，為醫學的進一步發展總結了歷史經驗。他歌頌醫學發展中的無神論思想和科學態度，支持先進，貶斥落後，不遺餘力。這個傳統，歷代相沿，未曾中止。從這個意義上講，它反映了中國醫史研究有著悠久歷史和光輝傳統。

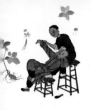

## 第二章　秦漢醫學

## 《難經》

　　《難經》，原名《黃帝八十一難經》，3卷（或分為5卷），作者及成書年代待考。本書原題為戰國時秦越人（扁鵲）所作，殆不可信。查考《史記·扁鵲傳》並未提到此書，《漢書·藝文志》也無記載，直至唐代楊玄操《難經注》和《舊唐書·經籍志》才提出《難經》的作者為秦越人，顯無實據。從其內容來看，系在《內經》理論基礎上釋難解疑，其成書顯然在《內經》之後。但有人認為它成於六朝，則又未免太晚，因張仲景《傷寒雜病論·序》已提到「八十一難」的名稱，而《隋書·經籍志》載本書亦言有三國時的注本。目前一般認為約成書於西漢時期，較為可信（亦有認為成書於秦漢之際或東漢）。其作者尚需進一步考證。

　　《難經》以假設問答、解釋疑難的方式編纂而成，全書共討論81個問題，故又稱《八十一難》，簡稱《難經》。全書所述以基礎理論為主，還分析了一些病症。其中1～22難論脈，23～29難論經絡，30～47難論臟腑，48～61難論病，62～68難論穴位，69～81難論針法。從理論上講，本書基本上沒有脫出《內經》的範疇，它對《內經》某些古奧的理論作了較為淺顯的解釋，對某些學說，則又在《內經》理論的基礎上有所推闡和發展，這是本書的特點。

本書對脈學有詳悉而精當的論述，為後世所稱頌。它提出了「診脈獨取寸口」的理論，把《內經》的三部九候，解釋為氣口的寸、關、尺三部，每部又有浮、中、沉三候。並提出其根據說，寸口為「脈之大會」，又是「五臟六腑之所終始」，故可以獨取之。由此，「獨取寸口」的理論逐漸為後世所採納。

《難經》全書內容簡要，辨析亦頗精微，在中醫理論、針灸以及診斷學上頗多貢獻，對後世中醫的發展產生了不小的影響。由於《難經》具有一定的學術價值和特點，近年來也引起了國外一些學者的重視，例如西德慕尼黑大學醫史研究所所長文樹德博士，在中國中醫研究院中國醫史文獻研究所的協助下，研究了歷代醫家關於《難經》的註釋之作，編譯成《難經集注》（英文）一書，表現出國外學者對《難經》的關注。

# 針灸的民間普及

中國針灸技術在春秋戰國時期已很享盛名，例如秦越人用此術搶救昏迷的虢太子而脫險，《內經》更對針灸學作了系統的總結，使之成為有理論有技術的一門學科。河北滿城漢劉勝墓出土有金、銀製的針灸用針。

河北滿城漢代劉勝墓出土之金針漢代張仲景、華佗，也

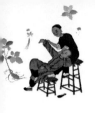

無不以精於針灸而聞名。例如華佗，雖以外科鼻祖而名聞天下，但更廣為人知的，乃是為曹操針灸治療頭風眩症，《後漢書》記載：「操積苦頭風眩，佗針隨手而差。」也就是說，曹操患了一種頭風眩症，久治不癒，發作時疼痛難忍，聞華佗聲名，便請他到身旁，如果疼痛發作，華佗運用針灸療法治療，曹操的頭痛症就會迅速取效。因此，曹操想法設方要留華佗做他的侍醫。在範曄的《後漢書》和陳壽的《三國志》裡，都記述有華佗為病人施行針灸或灸療的若干病例。華佗的醫學著作雖然未見傳世，但據傳現在針灸療法中仍比較常用的夾脊穴是由華佗發現的，所以現在人們還習慣稱它為華佗夾脊穴。醫聖——張仲景，雖不以針灸聞名，但他的著作有不少處強調了針灸治療，甚至用針灸療法來防止傳經等，實際上很有預防疾病的意義。可見秦漢及以前的醫生，不論內科還是外科醫師，都掌握針灸療法以治病。

　　漢代，在民間醫生中也都掌握針灸治療技術，有些還以此而著名。例如涪翁就是其代表。涪翁，東漢時期四川人，由於他每每垂釣於四川涪水附近，人們便以「涪翁」稱之，其姓名卻逐漸不為人知。《後漢書·方術列傳》記載：「初有老父，不知何出，常漁釣於涪水，因號涪翁，乞食人間，見有疾者，時下針石，輒應時而效，乃著針經、診脈法傳於世」。由此可見，涪翁並不以醫為謀生，他為人治療疾病全出於義務，不向病家索取錢財物品。他以垂釣和乞食為生，

是一位貧寒而熱心為人針灸治病的針灸學專家。從現有資料看，他是中國最早的針灸專科醫生，並且有針灸著作，其醫德和為針灸獻身的精神確實令人欽佩。更可貴的是他在這樣貧困的環境下仍不忘培養後繼人才。有個名叫程高的人，看到涪翁的品德學識，對涪翁十分崇拜，得涪翁應允，便拜師學藝。涪翁乃將自己的學識無保留地傳授給程高，高不但繼承了老師的學識技術，也學到了老師高尚的為人處世的品質，隱居於大眾之中，長期在民間行醫。年老時又將自己的針灸療法等毫無保留地傳授給郭玉。

　　郭玉，四川廣漢縣人，是涪翁的再傳弟子，所以也很精通針灸學和脈學。郭玉長期在民間行醫，他繼承了涪翁、程高的道德品質，「雖貧賤廝養，必盡其心力」，深受大眾的愛戴，醫名鵲起。和帝時（89～105）被召為太醫丞。一次，和帝問郭玉為何診貧苦人效佳而貴人卻多不效呢？郭玉說：醫生在無拘無束時才能充分發揮自己的聰明和才智，如果處於緊張、惴惴不安，甚至恐懼狀態，就無法施展自己的才幹和技巧。給貧苦人家診病，醫生很自然處於無拘無束狀態，沒有任何緊張和恐懼的思想負擔，故能處之泰然，診病處方都會恰當，療效也就很好。反之則完全相反，故很難取得好的效果。他接著還論述了為貴族治療疾病的四難。他說：「夫貴者，處尊高以臨臣，臣懷怖懾以承之。其為療也，有四難焉。」所謂四難就是這些達官貴人自以為是，不聽醫生

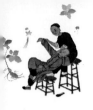

的話；對自己的身體不知愛惜；身體骨節不強，不能應用藥物；好逸惡勞。這四難講得很不客氣，但卻十分切合實際，是病人和醫師都應引以為戒的。

# 華佗

　　華佗（208 年以前），又名旉，字元化，沛國譙（今候安徽省亳縣）人，東漢末傑出的外科學家。他曾遊學於徐州一帶，通曉各種經書，喜愛醫術和養生之學。華佗的醫學知識非常淵博，通曉內、外、婦、兒、針灸等科，尤精於外科、針灸和醫療體育。他勇於衝破封建禮教的束縛，提倡外科手術治療，治療疾病的思想具有精純果敢的特點，治療手段多樣，處方用藥不過數種，施針取穴不過數處，即能取得很好療效。他性情爽朗剛強，不圖名利，對於那些耽於功名利祿的人嫉之如仇。他曾先後拒絕太尉黃琬徵召他出任做官和謝絕沛相陳珪舉他當孝廉的請求，只願作一個平凡的民間醫生，以自己的醫術來解除病人的痛苦。

　　當時曹操患有「頭風眩」（有人解釋為三叉神經痛），屢治不效，聞華佗醫術超群，便差人請他為自己治病，華佗給予針灸治療迅速得效。操非常高興，便強留佗做他的侍醫。華佗不慕名利，當然不願以自己的醫術為曹操一人服務，便託辭歸家，並以妻子有病為由，幾次延期不返。曹操

大怒，派人查訪，說：若情況屬實，賜小豆四十斛，寬假限日；若是虛詐，便拘捕押歸。華佗既已藉詞脫身，猶如出籠之鳥，豈肯再返，於是被逮捕入獄治罪。由於華佗堅持不肯做曹操侍醫，操惱羞成怒，要殺死華佗，此時謀士荀彧諫操曰：「佗術實工，人命所懸，宜加全宥。」曹操不從，最後華佗這樣一位傑出的醫學家終被曹操所殺害，後世醫人無不為此扼腕而嘆！其後曹操愛子曹沖病重，操亦後悔說：「吾悔殺華佗，令此兒彊死也。」由此可見當時醫生社會地位的低下及受到統治者迫害的情況。

華佗行醫足跡遍及今江蘇、山東、河南、安徽部分地區。經他治療的病人很多，深受廣大人民的熱愛和尊崇，人們讚揚他為神醫，在民間也流傳了不少生動的故事。史料記載華佗著有《枕中灸刺經》等多種醫書，均佚。《中藏經》是後人託名華佗的作品。華佗有弟子三人：樊阿，彭城人，善針術；吳普，廣陵人，著有《吳普本草》；李當之，長安人，撰有《李當之藥錄》。他們對後世醫藥學的發展，也做出了貢獻。

華佗在醫學上的傑出成就主要有以下幾方面：

## ▶ 麻沸散與外科手術

首先在外科方面，他創用酒服「麻沸散」全身麻醉，進行腹腔腫物切除及胃腸切除吻合手術等，並獲得較好的效

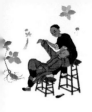

果。中國外科學有著悠久的歷史，《周禮》記載的醫學分科中，已有外科醫生即「瘍醫」，負責治療瘡瘍、腫瘍、外傷和骨折一類的外科疾病，說明當時外科已發展到一定水準，否則不會有專科醫生的出現。在《內經》中，《折傷簿》居延漢簡對外科病的診治已有不少的寶貴論述。《列子》一書還記載有戰國時扁鵲就曾為病人進行過較大的手術。到三國時期的華佗由於發明和掌握了麻醉術，其手術治療的範圍也有所擴大，外科手術的技術和療效也有了提高。據《後漢書·華佗傳》記載：「若疾發結於內，針藥所不能及者，乃令先以酒服麻沸散，既醉無所覺，因刳剖腹背，抽割積聚；若在腸胃，則斷截湔洗，除去積穢；既而縫合，傅以神膏，四五日創愈，一月之間皆平復。」這段記載雖然文字不長，給人的印象卻十分深刻，它確切告訴我們，華佗曾熟練運用「酒服麻沸散」的麻醉術，做過腹腔腫瘤摘除術和胃腸部分切除吻合術。華佗的手術麻醉效果較好，技術較精巧，這樣的手術，即使在今天，仍然還算是比較大的手術。而且其手術的縫合刀口四五天即愈，這與現代在無菌操作下的手術刀口癒合期一致，說明當時是很講手術清潔的，其所記載的神膏，也很可能是一種良好的消毒藥膏，所以取得了較好的療效。華佗的這種全身麻醉手術，在中國醫學史上是空前的，在世界醫學史上也是罕見的，在世界麻醉學和外科手術史

上，具有重要地位。華佗被後世尊之為「外科鼻祖」，確實當之無愧。

這裡特別提一下麻沸散的問題。大的外科手術，能否順利進行和取得成功，和麻醉是否理想關係密切。華佗在西元 2 世紀所以能成功地進行這樣高明而成效卓著的腹腔外科手術，是和他已經掌握了麻醉術分不開的。華佗的麻醉術，是用酒沖服麻沸散。酒本身就是一種常用的麻醉劑，即使現代，外科醫生還有應用酒進行麻醉的，華佗創造性地應用酒作臨床麻醉劑，在世界醫藥發展史上也是突出的貢獻。但更令我們關切的是他發明的全身麻醉劑 —— 酒服麻沸散對後世影響頗大，還產生了一定的國際影響，如《世界藥學史》的著者西歐魯氏說：「阿拉伯醫家知用一種吸入的麻醉劑，恐從中國入學來，稱為中國希波克拉底的華佗，很精此種技術。」可惜的是，麻沸散的藥物組成早已失傳。這是因為，華佗以終生心血所總結和撰寫的醫學書籍，已經不存在了。為什麼會散失呢？有這樣一個歷史故事：華佗在獄中被曹操殺害前夕，曾「出一卷書與獄史，曰：『此可以活人。』史畏法不敢受，佗不強與，索火燒之。」（《後漢書·華佗傳》）而且家中即使尚有其它藏書與著作，恐亦難以逃過抄沒之災。加之《後漢書》與《三國志》兩部史書關於華佗的傳記中均未記錄麻沸散的藥物組成，而且魏晉南北朝以及隋唐宋明等

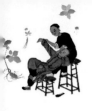

## 第二章　秦漢醫學

1000多年的醫籍包括外科專著，也不曾有此內容，只是有一些推測、偽托之說，如認為麻沸散可能和宋代竇材、元代危亦林、明代李時珍等所記載的睡聖散、草烏散、蒙漢藥相類似；其主藥，有認為是烏頭附子的，有認為是《神農本草經》中之麻蕡的，有認為是洋金花的等等。關於後一種藥，竇材的《扁鵲心書》（西元1146年）記有用睡聖散作為灸治前的麻醉劑，其主要藥物是山茄花（曼陀羅花）；14世紀危亦林的正骨手術麻藥草烏散等，也是以洋金花（即曼陀羅花）為主配成的。日本外科學家華岡青州，於西元1805年使用曼陀羅花為主的藥物作為手術麻醉劑，被譽為世界外科學麻醉史上的首創，實際晚於中國幾百年。半個世紀前，張驥《後漢書華佗傳補註》記有「世傳華佗麻沸散用羊躑躅三錢，茉莉花根一錢，當歸一兩，菖蒲三分，水煎服一碗」一段文字，同時在上海印行的《華佗神醫祕傳》也收載此方。香港中外出版社近年重印了這部書，當然也有相同的麻沸散處方。然而無論上海印本或香港印本都是偽托的，《華佗神醫祕傳》中的麻沸散處方也不能說是華佗的。因為，時隔1700年如何失而復出，該書並未作出一點令人信服的說明。總之，華佗的麻沸散之藥物組成至今仍是一個未解之謎，尚待我們進一步考證。

關於華佗進行過上述外科手術的事跡，曾有過不同看

法。有人認為，在當時不可能做那樣的手術，甚至否認華佗的存在，說華佗是神話；有人對國外更早一些的外科手術的記載都承認，但對華佗的事跡卻不承認；近來國外有的學者也著文認為，當時進行這類手術是可能的，正因為可能，唯其中國人做不了，因此華佗是外國人，是來自古波斯或古印度的人，真是奇怪的邏輯。如果我們認真探索一下中國外科學的發展史實，就會看出上述種種看法都是不正確的。儘管當時手術存在一定的盲目性，失敗率也可能較大，但華佗做過這類手術是確定無疑的，有關史書的記載是可信的。試看《後漢書》與《三國志》中對手術步驟、手術當中的具體要求及術後護理等的描述，都是比較合理而正確的。《後漢書》與《三國志》的作者都不是醫生，絕不可能虛構出如此確切的一些病例，應該是根據事實的詳實記載。同時，兩部史書及其演義中尚有其它一些有關手術的記載，如司馬師目上生瘤，醫師為之割去；關羽左臂中箭毒，醫師為之刳肉刮骨等，說明東漢、三國時在麻醉下進行手術並非罕事。另一方面，其後六朝隋唐時有關外科手術的記載更為精確，表明其時中國外科手術有了更高的水準，而如果沒有從漢晉以來的一個學術上的繼承發展關係。那是不合邏輯而無法理解的。總之，華佗在中國外科發展史上有著不可否認的傑出的成就，從而成為後世外科醫家的一面旗幟。

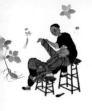

## 第二章　秦漢醫學

### ▶ 華佗在醫療體育方面也有著重要貢獻

　　他主張進行體育鍛鍊，提倡體育療法，以增強體質，防治疾病。《後漢書‧華佗傳》記載他教導弟子吳普的一段話說：「人體欲得勞動，但不當使極耳。動搖則谷氣得消，血脈流通，病不得生。譬如戶樞，終不朽也。是以古之仙者為導引之事，熊徑鴟顧，引輓腰體，動諸關節，以求難老。我有一術，名五禽之戲；一曰虎，二曰鹿，三曰熊，四曰猿，五曰鳥，亦以除疾，兼利蹄足，以當導引。體有不快，起作一禽之戲，怡而汗出，因以著粉，身體輕便而欲食。」可見華佗養生和益壽延年的學說是建立在唯物主義基礎上的。他繼承和發揚了中國古代優良的「聖人不治已病治未病」的預防思想，矯正了往昔只重單純治療的觀點，並否定了秦漢時逐漸風起的方士服石以求長生不老的做法，提倡用醫療體育鍛鍊的方法防治疾病，延年益壽。他在繼承古代氣功導引的基礎上模仿五種動物的活動姿態所編定的「五禽戲」，開創了中國醫療體育的先例，對後世影響頗大，而且在中國體育史上也具有相當地位。華佗本人由於通曉和實行這種積極而健康的養性之術，故「年且百歲而猶有壯容」，其弟子吳普仿行他的鍛鍊方法，年 90 餘歲還耳聰目明，齒牙完堅。時至今日，華佗所倡導的積極而適當的鍛鍊思想與方法，仍是值得我們繼承和進一步研究的。

## ▶ 華佗在疾病的診治上有著豐富的經驗和高超的技藝

他善於診斷，精於方藥和針灸。在診斷上，華佗長於望診和切脈，常透過病人面色和病態的觀察而對疾病作出正確的判斷，並正確判斷出疾病預後的吉凶。試舉一例：「鹽瀆嚴昕與數人共候佗，適至，佗謂昕曰：『君身中佳否？』昕曰：『自如常。』佗曰：『君有急病見於面，莫多飲酒。』坐畢歸，行數里，昕卒頭眩墮車，人扶將還，載歸家，中宿死。」（《三國志·魏志》）此例甚似高血壓中風症。在針灸方面，他取穴不多而療效很好，其總結創用沿脊柱兩旁夾脊的穴位，後世稱為「華佗夾脊穴」，沿用至今。華佗在治療中能貫徹同病異治、異病同治的原則：「府吏兒（倪）尋、李延共止，俱頭痛身熱，所苦正同。佗曰：『尋當下之，延當發汗。』或難其異，佗曰：『尋外實，延內實，故治之宜殊。』即各與藥，明旦並起。」（《三國志·魏志》）從中不難體會出其辨證論治的精神實質與仲景之論證是一脈相承的。華佗重視民間醫學，治療寄生蟲病的經驗也很豐富，並對某些寄生蟲病的病因有較正確的認識。如他曾用「賣餅人」的「蒜齏（搗碎的小蒜）加半碗酸醋調和內服治癒寄生蟲病患者；認為廣陵太守陳登所患腸胃寄生蟲病系因「食腥物所為也」。華佗還精通婦兒科疾病，從下面所錄病例可見一斑：「有李將軍者，妻病，呼佗視脈，佗曰：『傷身而胎不去。』」

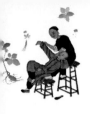
將軍言間實傷身，胎已去矣。佗曰：『案脈，胎未去也。』
將軍以為不然。妻稍差。百餘日復動，更呼佗。佗曰：『脈
理如前，是兩胎，先生者去血多，故後兒不得出也。胎既已
死，血脈不復歸，必操著母脊。』乃為下針，並令進湯。婦
因欲產而不通。佗曰：『死胎枯燥，勢不自生。』使人探之，
果得死胎，人形可識，但其色已黑。佗之絕技，皆此類也。」
（《後漢書・華佗傳》）華佗還認識到了哺乳婦女的體質對幼
兒健康的影響。最後，引錄一例很有意思的病例：「又有一
郡守篤病久，佗以為盛怒則差。乃多受其貨而不加功。無何
棄去，又留書罵之。太守果大怒，命人追殺佗，不及，因瞋
恚，吐黑血數升而愈。」這可謂中國最早見於記載的關於心
理療法的具體病案。

　　華佗對中國醫學的發展有著重大的貢獻，並且品德高
尚，千百年來一直為醫家們所稱道，深受大眾的推崇和愛
戴，並受到國外學者的重視和讚揚。

## 張仲景

　　東漢末年，政治黑暗，社會動盪不安。農民與地主、下
層豪強與上層豪強的鬥爭愈來愈尖銳，宦官外戚的紛爭也益
趨白熱化。遭受殘酷剝削和壓迫的人民，生活瀕臨絕境，各
地紛紛發生農民起義，最後爆發了黃巾軍大起義。豪強武裝

鎮壓了黃巾軍，同時也導致了中央集權的崩潰，引起了瘋狂的軍閥大混戰，形成了戰爭無限殘酷、社會秩序極度破壞、人口驚人驟減、生產急遽衰落的分裂局面。向來是經濟文化中心的黃河流域，尤其是中原一帶，遭到了前所未有的慘重破壞。直至三國鼎立時期，才得到一個喘息機會，經濟多少有些進展。另一方面，科學文化受著唯物與革新思想的影響，在與唯心迷信的對抗中，取得了不少成就。天文、數學等自然科學在東漢末均有新的進步，而在變革思想影響下的建安文學，更是中國文學發展史上的一座高峰。

醫聖張仲景社會動亂，戰火綿延，加之天災頻仍，導致了連年疾疫，這不僅使當時的醫家們面臨「拯救夭枉」的歷史責任，也為他們經驗的累積提供了大量的實踐機會。同時，戰亂與分裂也增加了交流，人們思想上的禁錮也相對減弱，這些也給當時醫學的發展帶來很大影響。中國醫學發展史上傑出的醫學家張仲景，就是生活在這樣一個時代。

張仲景（2 世紀中～3 世紀），名機，南郡涅陽人。涅陽一地，究屬現今何處，其說不一。有認為是今湖北省棗陽縣，也有認為是今河南省鄧縣穰東鎮，但多數學者認為系今河南南陽。其生卒年月亦不可確考，較華佗略晚。《後漢書》與《三國志》均未為張仲景立傳，其陸懋修手寫《世補齋醫書》定稿本中之《補後漢書·張仲景傳》生平事跡，僅零星

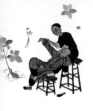

## 第二章　秦漢醫學

散見於一些書籍中，這給我們研究張仲景的生平帶來很大困難。有關仲景的最早記載見於晉太醫令王叔和《脈經》，書中保存了不少《傷寒論》遺文，不過在《脈經》序中只說：「仲景明審，亦候形證」，語焉不詳。其後晉代皇甫謐距離仲景的時間也很近，僅次於叔和，他曾推贊說：「仲景垂妙於定方」，並在其《甲乙經》序文中敘述了一段仲景見王仲宣「候色而驗眉」的事跡，並接著說：「仲景論廣伊尹湯液，為數十卷，用之多驗。近代太醫令王叔和撰次仲景選論甚精。」晉代葛洪《抱樸子》有「仲景開胸納赤餅」的記載，有人據此認為仲景也做過較大的外科手術，此說尚待研究。其後《太平御覽》所引《何顒別傳》亦載有仲景見王仲宣事，並有「同郡張仲景總角造顒，獨曰：『君用思精而韻不高，後將為良醫。』卒如其言」的記載。至北宋的林億等在《校正傷寒論·序》中說：「張仲景，《漢書》無傳。見（唐代甘伯宗）《名醫錄》云：南陽人，名機，仲景乃其字也。舉孝廉，官至長沙太守。始受術於同郡張伯祖時人言，識用精微過其師。其所論，其言精而奧，其法簡而詳，非淺聞寡見者所能及。」其中據《名醫錄》提出仲景曾做過長沙太守，故時被人稱為「張長沙」，其方書亦被稱為「長沙方」。然而仲景是否做過長沙太守的問題，近半個世紀來頗有爭議。相當多的學者認為《名醫錄》所載缺乏旁證，不理不達，持

否定態度。1981 年南陽醫聖祠發現了張氏的墓碑和碑座，墓碑正面刻有「漢長沙太守醫聖張仲景墓」等字，碑座上刻著「咸和五年」字樣。「咸和」是東晉成帝司馬衍年號，咸和五年即西元 330 年。有人據此認為可以肯定張仲景做過長沙太守。但是再深入考證一下，此說仍然難以成立。因為碑座與墓碑是兩回事，征之文獻，仲景有「醫聖」之稱不會早於宋代，至清代方漸大倡，所以墓碑文字顯非晉人手筆，當在宋元以後，即使碑座年代不訛，而墓碑也是後代所刻字在座上的，年代既遠，也就與《校正傷寒論·序》所引《名醫錄》的提法一樣，難以令人信服了。對於仲景是否任過長沙太守的問題，總的來講無關宏旨，只是在諸如立張仲景塑像之類事重修後之醫聖祠情上有所涉及，我們的重點應該放在仲景在醫學上的成就和貢獻以及對後世的影響上。

中醫學的「傷寒」並非現代醫學的「腸傷寒」，廣義的是指多種外感熱病的統稱（包括現代醫學的多種急性傳染病）。傷寒在古代曾一度嚴重流行，給人類帶來極大的危害，從而很早就引起了醫家的重視。早如扁鵲視齊桓侯之病，論邪由外入內，即可能是對傷寒傳變的原始看法。秦漢以來，研究論述傷寒的醫籍與醫家，頗不乏數。醫籍如《素問·熱論》專篇論述「熱病」，《難經》有關於傷寒分類的論述；醫家如淳于意、華佗等，均有治療外感熱病的具體案例

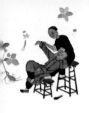

## 第二章　秦漢醫學

和論述；另外，地下發掘材料也有記載，如居延漢代醫簡，甘肅武威漢代醫簡（《治百病方》）為東漢早期文物，其中就記載有傷寒的病名和症狀，治療上則外感風寒以溫法治之。由此可見，秦漢以來研究傷寒者並非只是張仲景一家，而是有不少的醫家從事這方面的研究，他們在理、法、方、藥上各具特點，不盡相同，但總的體現了一個經驗逐漸累積和理論與實踐逐漸結合起來的進程，這就給仲景的總結性研究打下了良好的基礎。

據仲景在《傷寒雜病論·序》中記載，由於疫病流行，他的家族原有 200 多人，自漢獻帝建安之年（196）以來，不到 10 年的時間，就有 2/3 死亡，其中 70% 死於傷寒。嚴酷的現實，迫切需要進一步提高傷寒病的防治水準。然而，當時社會卻存在著許多阻礙醫學發展的現象。士大夫們追逐名利，仰慕權膏，不肯鑽研醫學；庸醫們抱殘守闕，學識淺薄，不求進步與變革，並且技術低劣，馬虎草率，如此「視死別生，實為難矣！」仲景受唯物論思想影響，反對「欽望巫祝，告窮歸天，束手受敗」，他立志發憤鑽研醫學，以拯橫夭。他治學態度嚴謹，「勤求古訓，博採眾方」，既十分重視學習前人的經驗，又注意採集當代醫家的實踐知識。他刻苦攻讀《素問》、《靈樞》、《八十一難》、《陰陽大論》、《胎臚藥錄》等古代醫書，繼承《黃帝內經》等古典醫籍的

基本理論，廣泛吸收當時人民同疾病，尤其是同傳染病作鬥爭的豐富經驗，結合個人臨床診治疾病的豐富經驗和心得體會，並使之提高到一定的理論高度，創造性地著成《傷寒雜病論》這樣一部劃時代的臨證醫學名著。

《傷寒雜病論》原書 16 卷，成書後很快散失於戰亂之中。至西晉王叔和重新蒐集方得保存，但六朝隋唐時祕藏而不顯，故唐代孫思邈有「江南諸師祕仲景要方不傳」之嘆。且後世史志所載書名、卷數等頗為紛亂。直到北宋經校正醫書局林億等校定，始有今傳本《傷寒論》和《金匱要略》兩書，前者專論傷寒，後者專論雜病。《傷寒雜病論》原書的全貌，已不可確知了。

張仲景之《傷寒論》《傷寒論》全書 10 卷，22 篇，除重複外，共 397 法，113 方。在傳染病的辨證與治療上，張仲景首倡以太陽、少陽、陽明、太陰、少陰、厥陰等六經辨證為綱，對傷寒各病的辨脈審證大法和立方用藥規律作了全面論述。仲景把外感病的各種不同情況用「六經病」來歸納。其中三陽病多屬熱證、實證。如傷寒初起，病邪淺在，症見惡寒發熱、頭痛脈浮，叫「太陽病」；邪在半表半裡，症見寒熱往來、口苦咽干、脅痛脈弦為主，稱「少陽病」；病邪入裡化熱，出現高熱汗出、口渴便祕、譫語脈洪大等症，是「陽明病」。三陰病則多屬寒證、虛證、如太陰病、少陰病

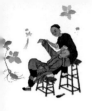
和厥陰病，論述因未及時治療或誤治等造成的晚期症象。辨證既明，則根據六經病症表、裡、陰、陽、虛、實、寒、熱等不同情況來決定治療原則，給以相應的治療，如表證用汗法，裡證用下法，虛證用補，實證用瀉，熱證用清，寒證用溫等。值得注意的是，在辨證論治過程中，仲景未雨綢繆、防病於未然；或防微杜漸、防甚於初始；或治勿過不及，差後重調攝，以顧正防變，在辨證論治的具體過程中深刻體現並發揮了《內經》提出的「治未病」思想。

《傷寒論》比較正確地反映了急性傳染病發展變化的一些規律，比較系統全面地總結了漢代以前對急性傳染病診治的豐富經驗。由於仲景注重理、法、方、藥的契合，選錄的方劑又多實用有效，故本書有著很高的臨床實用價值和深遠影響，至今仍為國內外醫學家臨床治療的依據和研究的課題。

《金匱要略》，古傳本之一名《金匱玉函要略方》，北宋改名為《金匱要略方論》，簡稱《金匱要略》。全書共3卷，25篇，262方。本書主要論述內、外、婦等科雜病，而以內科雜病為主。他提出：「千般疢難，不越三條：一者，經絡受邪入臟腑，為內所因也；二者，四肢九竅，血脈相傳，壅塞不通，為外皮膚所中也；三者，房室、金刃、蟲獸所傷。以此詳之，病由都盡。」將複雜的病因概括為三大類，書中並闡述了三類不同的病因與雜病發生的關係，這可稱為中醫

學中最早的比較明確的病因學說。篇中還依據五行傳變的原理，以臟腑病變之「見肝之病，知肝傳脾，當先實脾」為例，強調了「上工治未病」的原則，提倡疾病之預防和早期治療的思想。

本書以病症分篇，以臟腑論雜病。依據病機相同，症候相似或病位相近的大體情況，數病一篇，亦有不便歸類的若干病症合併成篇者。單獨一病成篇者，則有瘧疾、水氣、黃疸、痰飲、奔豚氣等篇。本書對各種病症的辨證分類精細而切要，對病因病機及診斷、治療的論述均甚精當。如黃疸一病，據病因和症象特點又分為酒疸、谷疸、女勞疸、黑疸等，其病機則認為多與脾胃溼熱有關，主張以清熱利溼為治療原則。而偏於熱者以清熱為主，用茵陳蒿湯、梔子柏皮湯；偏於溼者以利尿為主，用五苓散；溼熱並重者則清利溼熱，用茵陳五苓一類藥劑。用利尿法治療溼勝小便不利的黃疸當首推仲景。他說；「諸病黃疸，但利其小便。」這類治法較現代醫學之用汞類峻劑顯然有優越之處，療效亦較佳，至今仍為臨床所常用。仲景對外科病症也有著深刻的研究。如他說：「諸浮數脈，當發熱，而反灑淅惡寒，若有痛處，當發其痈。」這是他從經驗中總結出來的診斷痈腫的原則。他對腸痈和肺痈作了比較正確的描述，而且確立了有效的療法。比如腸痈（大致相當現代醫學的闌尾炎）一證，他不但

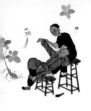

# 第二章　秦漢醫學

對其發病過程，各個時期的症狀等都作了較具體而確切的描述，而且提出了兩個很有效的方劑 —— 大黃牡丹皮湯與薏薏附子敗醬散，至今仍有效地運用於治療闌尾炎。從現代醫學來講，一旦確診為闌尾炎，即禁用瀉劑，而大黃一藥，歷來認為有明顯的瀉下作用，即使少用也有輕微的瀉下作用，但據現代藥理實驗研究，微量的大黃卻有減少腸蠕動的作用。由此可見，仲景治療闌尾炎創用大黃牡丹皮湯是很有科學道理的。外科醫療技術方面，仲景創用了豬膽汁灌腸法。他還記有「大腿腫痛，堅硬如石，疼苦異常，欲以繩系足高懸樑上，其疼乃止，放下疼即如斫」的抬高患肢的治療方法。在婦產疾病中，仲景最先記載了陰道直腸瘻，由於此病陰道有氣體排出，故名為「陰吹」，可見觀察之仔細。在急救技術方面，《金匱要略》中記載搶救自縊者時，創造性地應用了人工呼吸法。其方法和要領與現代臨床應用的人工呼吸法基本一致。他強調搶救時必須「徐徐抱解，不得截繩，上下安被臥之，一人以腳踏其兩肩，手少挽其發，常弦弦，勿縱之。一人以手按據胸上，數動之。一人摩捋臂脛，屈伸之。若已僵，但漸漸強屈之，並按其腹，如此一炊頃，氣從口出，呼吸眼開，而猶引按莫置，亦勿苦勞之。須臾，可少桂湯及粥清，含與之，令濡喉，漸漸能咽，及稍止，若向令兩人以管吹其兩耳，采好。此法最善，無不活也」。這種方法

到晉唐時期又有了進一步的改進。應該看到,《金匱要略》偏重一個一個疾病的研究,比之籠統歸類研究疾病,有著十分明顯的優越性。從醫學發展的規律來看,一個疾病一個疾病地研究,擴大和深化了人們對許多疾病的認識,加速了臨床醫學的發展,提高了戰勝疾病的技術水準。《金匱要略》在這方面做出了重要貢獻,其後經葛洪、巢元方、孫思邈等醫家的努力,在這方面進一步取得了顯著成績。

　　《傷寒論》與《金匱要略》在診斷學、方劑學方面也做出了很大貢獻。如兩書論脈已分出 20 多種脈象,與現在習用的脈像已無什麼差異,並且注重把脈診與臨床實踐密切結合起來,或從脈測證,或從證測脈,並據脈象以指導治療,判斷預後。書中還出現了舌診的內容,開後世舌診之先河,「舌胎」一詞,也為其首創。兩書使方劑學也有了空前的發展與提高。共收方劑 269 首,用藥達 214 種,基本上概括了臨床各科的常用方劑。所載方劑顯示當時已累積了豐富的實踐經驗和較系統的方劑學理論知識。這些方劑組成嚴密、療效可靠,劑型亦豐富多彩,因此,後世譽稱張仲景為「醫方之祖」。

　　從整部《傷寒雜病論》來看,實際上已經概括了後世所謂的望、聞、問、切四診,陰、陽、表、裡、寒、熱、虛、實八綱,以及汗、吐、下、和、溫、清、消、補等八種治

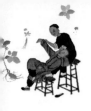

法。此書理、法、方、藥齊備，正式確立了辨證論治法則，並用以指導臨床實踐。《傷寒雜病論》體現了《內經》基本理論與臨床實踐的密切結合，開創了中國醫學健康發展的道路。

　　《傷寒雜病論》是中國醫學發展史上影響最大的著作之一，是歷代學習中醫的必讀教科書，歷代許多有成就的醫學家，無一不重視該書的研究。兩晉唐宋以來，就先後有王叔和、孫思邈、成無己、韓祗和、朱肱、許叔微、龐安常、郭雍等人，各有其長。如孫思邈，他對仲景《傷寒論》評價是很高的，但他並不泥古，對仲景傷寒學說作了新的發揮。他不按六經歸類，而是將《傷寒論》所有的條文，分別按方證比附歸類，即所謂「方證同條，比類相附」。這樣各以類從，條理清楚，易於檢索應用。這種以方類證的方法，頗為後來柯韻伯、徐大椿等所賞識。孫氏還特別重視仲景桂枝、麻黃、青龍三法的運用。他說：「夫尋方之大意，不過三種：一則桂枝，二則麻黃，三則青龍，此之三方，凡療傷寒，不出之也。」這可能是從王叔和「風則傷衛，寒則傷營，營衛俱病，骨節煩疼」之說悟出。孫氏創「麻、桂、青龍」三法之說，對後世影響頗大，後經成無己、方有執、喻嘉言等竟發揮而為「三綱鼎立」之說。孫氏《千金翼方》中兩卷有關傷寒的論述，是唐代僅有的研究《傷寒論》的著作，值得進

一步研究。明清以來，治《傷寒論》者更成流派，如方有執、喻嘉言、程效倩等人的「錯簡重訂」派；張遂辰、張志聰、陳念祖等人的「維護舊論」派；柯韻伯、尤在涇、包誠等人的「辨證論治」派等。《傷寒雜病論》中的方劑更被稱為「經方」，備受推崇，沿用不衰。

張仲景的《傷寒雜病論》不僅在國內有極大的影響，而且在世界上尤其是在「中國文化圈」範圍內也有很大影響。直至今日，日本還有不少醫家專門研究《傷寒雜病論》，他們以湯證為主來進行實驗分析，在臨床廣泛採用傷寒原方治病，其中某些方劑還照原方製成成藥。日本不少醫家（包括一些受過良好現代醫學教育的人士）對張仲景非常崇敬，認為張仲景不僅對中國醫學做出了傑出貢獻，而且也造福於日本人民。

《傷寒雜病論》迄今仍有許多寶貴的經驗值得發掘，我們應予重視。當然，任何一門科學都是不斷發展的，那種認為《傷寒雜病論》完美無缺、不能更改一字的看法，顯然也是不符合科學發展規律的。

# 葛洪的傑出貢獻與醫療手冊

葛洪（284～364），字稚川，自號抱樸子，丹陽句容（今江蘇句容縣）人。出身於官僚家庭，早年曾一度參戰鎮

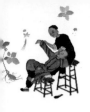

壓農民起義，但為時很短，後來則悲觀厭世，隱居於廣東羅浮山中，專事煉丹製藥及文學著述，直至終年。

葛洪編著醫書，先成《玉函方》（《晉書·葛洪傳》作「金匱藥方」）100卷。此書已佚，內容不得詳知，但以篇幅之宏大，便知其為集醫療經驗之大成的巨著了。葛洪在《抱樸子》中說：「余所撰百卷，名曰玉函方，皆分別病名，以類相續，……眾急之病，無不畢備，家有此方，可不用藥。」據此亦足見其詳全賅備。然而，卷帙浩繁，不便攜帶，率急之際，難於速尋，所以葛洪又仿前人作「備急方」的體例，采《玉函方》之要約精華，編成《肘後救卒方》3卷（一名《肘後備急方》）。「肘後」二字，言可掛於臂肘，喻其攜帶方便，而書名《肘後備急方》，則與現代所說的「急救手冊」甚為相似。正由於為救急而作，所以書中選方務求簡、驗，用藥亦多擇易得、廉價之晶，尤宜於窮鄉貧戶急病所用。如此全以病者為慮，精神委實可嘉。

《肘後備急方》雖然是一部手冊性質的醫著，但其內容總結了晉以來醫療發展方面許多先進成就，有的還是十分突出的。例如急性傳染病的記述，包括現在所說的多種流行性傳染病、瘧疾、痢疾、狂犬病、結核病、丹毒、恙蟲病等等。其中關於天花如何傳入中國以及流行情況、症狀的描述尤為詳盡，他說：近年來有一種疾病流行，先在頭面，後及

全身發出瘡，很快蔓延。形狀很像火瘡。瘡頭上有白漿，流出來後很快又產小膿漿。不及時治療，重症者多死。治好了以後，有瘢痕呈紫黑色，要一年才會消退。這是一種惡毒之氣引起的。大家都說是在永嘉四年（310）此病從西方向東方流傳過來的，很快傳遍全國。建武中（301）在南陽俘虜中發現此瘡，於是又叫「虜瘡」。這就清楚地描述了天花的形態、症狀、預後以及該瘡不是中國原有的病種這一歷史事實。

葛洪對病原體的觀察是很細緻的。他描述了一種沙虱病。沙虱是一種很小的幾乎看不見的小蟲子，生活在山水間。人們用這種水洗澡，或者在陰雨天從草叢經過，這蟲就會附著在人身上，並鑽進皮裡。用針把這種蟲子挑出來，就會發現它好像疥蟲，放在指甲上對著光看時才能發現它在活動。葛洪描述的沙虱病是遠東特有的地方性傳染病。1930年日本學者證實它是由東方立克次體引起的恙蟲病。恙蟲幼蟲即沙虱，是該病的傳染媒介。葛洪能在4世紀就對恙蟲病症狀及病原媒介物作出這樣科學而細緻的記述，是令人讚嘆的。據考證，《肘後備急方》所記載的一種由水中毒蟲引起的病症，類似於現代所說的血吸蟲病。該書對腳氣病症狀的記述也十分詳細，並指出應該用大豆、牛乳、蜀椒、松葉等治療，這些藥物中多含有維生素B。

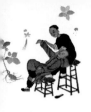

## 第二章　秦漢醫學

　　《肘後備急方》記載了一些很有意義的防治方法。例如他提出在被狂犬咬傷之後，把狂犬殺掉，取其腦組織敷在傷口上，以預防狂犬病的發作。雖然這種方法在操作和實際效果上也許還有些問題，但這種用同一類疾病的機體組織來防治這種病的思想，可以說是中醫免疫思想的萌芽，也是中國此後首先發明人痘接種術的先聲。《肘後備急方》對瘧疾的種類和症狀有較詳細的記載，同時有 30 多首治療方劑。「常山」在其中 14 個方中被提到，它已被現代證實確實是抗瘧特效藥。還有「青蒿」，也被用於治瘧，並指明用該藥一把，以水二升浸漬，然後絞取汁，口服。近年來，中國中醫研究院中藥研究所屠呦呦研究員根據這一記載，尤其是注意到使用該藥不用煎煮這一事實，從青蒿中提取出了青蒿素，並證明青蒿素是一種高效、速效、低毒的新型抗瘧藥。這一發明被認為是抗瘧史上繼氯喹發現後的又一突破。這又反過來說明，在《肘後備急方》中蘊藏著許多寶貴的治療經驗。19 世紀，法國生物學家巴斯德，在狂犬腦中發現了大量狂犬病毒，經分離、培養、製成了狂犬疫苗；20 世紀，美國學者立克次，發現了恙蟲病的病原體（命名為立克次體），繼而製出疫苗用來預防恙蟲病。這都晚於葛洪一千五六百年的事情了，如此長的時間差距，足見中國古代醫學家之高明。當然，我們把兩位外國學者的發明與《肘後方》的記載相提並

論，並非不客觀地等同其科學價值，而在於指出葛洪與兩氏的指導思想具有基本的一致性，他們的科學發現具有邏輯上的先後繼承關係。認識到這一點，自然會在我們感到自豪的同時給自己提出一個問題來：為什麼最先自發運用免疫技術的是中國人，而現代免疫學卻沒能在中國誕生？這是值得深思的。

《肘後備急方》在流傳過程中，經陶弘景增補為《補闕肘後百一方》，後又經金代楊用道增補為《附廣肘後備急方》，即今所流傳的本子。除《肘後方》外，葛洪還有《抱樸子》一書行世，其中內篇 20 卷，包括「金丹」、「仙藥」，「黃白」各部分，是關於採藥、煉丹、求仙的專論；外篇則講述儒家的倫理道德以及人間世事等，可見葛洪是集醫儒道於一身的人物。就某種意義而言，《抱樸子》的社會影響較《肘後方》更加廣泛，因而葛洪作為醫學家，似不如作為煉丹家更為人知。

在中國歷史上，從礦石中發現藥物可以追溯到很早。《山海經·西山經》中即有用石毒鼠的記載；到春秋時期，扁鵲已將石藥區分為陽石和陰石，分別用以治療陰證和陽證。不過當時使用石藥是作為一種治療疾病的手段，與煉丹服石是完全不同的。所謂服石，是指健康人經常服用石類藥物或經過煉製的石藥這一奇怪現象。之所以如此，是由於當

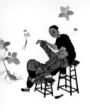

## 第二章　秦漢醫學

時人們有一種怪誕的想法，認為石頭是千年不變的，吃了石頭就能像石頭一樣永存，因而統治階級中上至皇帝，下至士大夫，許多人都染有服石之癖。服石者最常服用的是「五石散」，它由石鐘乳、硫磺、白石英、紫石英及赤石脂組成。因為服石後感到身熱煩躁，於是服石者必須「寒衣、寒飲、寒食、寒臥」，以減輕中毒身熱煩躁的反應，故「五石散」，又名「寒食散」。「寒食散」毒性發作時，使人躁動不安，赤身裸體，瘋瘋癲癲，傷風敗俗，有的還造成種種疾病，或「舌縮入喉」或「痈瘡陷背」，甚至喪命早亡，真是流弊百端，遺害無窮。秦漢以後道教勃興，一些方術之士及道家為了迎合統治者「長生不老」的慾望，引冶煉知識為服石所用，從而產生出煉丹術來。他們把煉丹宣染為「奇術」，鼓吹能煉出「仙丹靈藥」和「黃金白銀」，服之可以不老，結果有不少人受騙上當。關於煉丹術，東漢魏伯陽《周易參同契》中多有記載，到了晉代，則有葛洪為集大成者。稚川丹灶（晉代葛洪隱居廣東羅浮山煉丹時所用之灶）從《抱樸子》來看，葛洪煉丹的目的有二：一是煉出仙丹，服之成仙；再是煉出金銀，發財致富。這都與客觀規律相牴牾，決無實現之可能，所以從葛洪的初衷來看，他的煉丹活動是一無所成的。但是，他在煉丹過程中累積的冶煉經驗和科學發現，卻在客觀上促進了化學特別是製藥化學的發展。

比如《抱樸子》中記載的「丹砂燒之成水銀，積變又還成丹砂」，就是硫化汞受熱分解出水銀，水銀和硫磺不斷加熱又變成硫化汞的現象。書中還提及以曾青塗鐵，鐵赤色如銅，這也是金屬取代反應的最早記載。這些知識後來傳到歐洲，為近世化學的發展起了重要的啟發和促進作用，所以西方科技史界一般都承認葛洪為化學始祖。另外，葛洪在化學製藥方面也做出了重大貢獻，如紅升丹、白降丹等常用的升、降兩類中醫外用藥的製備方法，就是在煉丹過程中創造發明的。至今，有些中醫外科醫學家還有自煉外用丹藥的傳統。不過，由於化學合成技術的進步，紅升丹、白降丹等已能化學合成。因此，外用丹藥已多為合成藥所代替，外科醫師自煉丹藥之傳統也就越來越少了。

## 王叔和《脈經》

王叔和，名熙高平人，約生活於西元 3 世紀，曾做過太醫令，生卒年代無確考。西晉皇甫謐《甲乙經》序晉代王叔和中有「近代太醫令王叔和」等語，後世唐代甘伯宗《名醫錄》有「晉王叔和」記載，故向來認為他是西晉時代人。但近年有不少學者經過考證，認為王叔和應為三國魏的太醫令，這種觀點正被越來越多的人認可。其籍貫高平，過去一直認為是今山西高平縣，但經考證，山西高平後魏時始置，

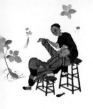

## 第二章　秦漢醫學

魏晉間尚無此建制，當時安徽、山東、甘肅均有高平地名，現在一般認為王叔和乃山東高平（現今屬地則有山東省濟寧、兗州、巨野等歧說）人。關於王叔和其他生平事跡，除後魏高湛（一說張湛）《養生論》有「博好經方，洞識養生之道，嘗謂人曰：食不欲雜，雜則或有所犯」，及《名醫錄》「性度沉靜，通經史，究研方脈，精意診切，洞識修養之道」的記載外，甚少其他記載。由於王叔和與張仲景時代相距不遠，余嘉錫先生認為王叔和可能為仲景親授弟子（見《四庫提要辨正》），然而尚無確證，故存疑待考。不過仲景曾為王仲宣「候色驗眉」，而仲宣為叔和宗人，故王叔和很有可能與張仲景還是比較接近的，對其醫學事業亦當比較了解。

　　王叔和對醫學的貢獻，首先是他整理了張仲景的《傷寒雜病論》，使之得以流傳。自皇甫謐首先提出此說，已為歷來所確信不疑，雖近來有人提出質疑，但缺乏有力證據，尚不足以憑信。《傷寒雜病論》成書不久，即散失於戰亂兵燹之中，賴王氏彙集、整理、補充，編次為「張仲景方論為三十六卷」。因時隔、不遠，故當較多地保存了該書原貌。王氏對《傷寒論》的研究亦頗有功夫，他從脈、證、方、抬幾個方面著手，體現了仲景辨證論治的精神。一般認為，現行成無己本《註解傷寒論》中之《辨脈法》、《平脈法》、

《傷寒例》三篇和書後部分《辨不可發汗病脈證並治》以下八篇，均系王叔和所增，將這些篇章與其所著《脈經》有關諸篇相參，則知此說確有可信之處。在此諸篇尤其是後八篇中，王氏突出研究了仲景治法，將仲景所用汗、吐、下、溫、刺、灸、水、火諸法加以分類比較，進行分析，很切合臨證運用。

王叔和在整理、研究《傷寒雜病論》中所做出的貢獻，曾經頗得後世一些醫家頌揚。如金代成無己說；「仲景《傷寒論》得顯用於世，而不墮於地者，叔和之力也。」元末明初醫家王安道也說：「叔和搜采仲景舊論之散落者以成書，功莫大矣。」宋代林億等在《校正傷寒論·序》中甚至說：「自仲景於今800餘年，唯叔和能學之。」可謂推崇備至。然明清以來，有研究《傷寒論》，所謂「錯簡重訂」一派，則非議王叔和，認為王氏整理《傷寒雜病論》舛謬尤甚，亂仲景本來面目，應當加以重訂。則知傷此說以明代方有執倡於前，清代喻嘉言、程郊倩等人競相和之，其中以喻嘉言攻擊尤力，他不僅認為「仲景之道，人但知得叔和而明，孰知其因叔和而墜！」而且還攻擊推崇叔和的林億、成無己，說：「其所謂校正，所謂詮注者，乃仲景之不幸，斯道之大厄也！」言辭之激，無以復加。與之相對，則有張遂辰、徐靈胎、陳修園等人的「維護舊論」一派，尊王贊成，認為叔

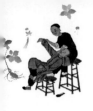

和編次《傷寒論》有功千古，其《傷寒論》傳本至為完整，不可隨意妄加改訂，一時爭訟不決。其實，各家研究《傷寒論》方法不同，各有心得，實事求是地進行學術爭鳴，未嘗不可，但若攻擊一點，不及其餘，固執己見以為是，則未免失之偏激，正如閔芝慶所譏：「設使人各一見以自高，何時復出仲景而始定」，終難使人信服。王叔和整理編次《傷寒論》，固有雜亂、矛盾之處，但於該書存亡危急之際，使之保存並得以流傳至今，貢獻是很大的。呂震名說：「然以余平心而論，叔和傳書之功，誠不可沒。」這個評價是公允的。且王氏去仲景時代不遠，如果余嘉錫推斷其為仲景之徒弟可靠，其編次畢竟比其他人當更為可信。

　　王叔和在醫學上的另一貢獻，是編著了一部中國現存最早的脈學專著——《脈經》。脈診在中醫診斷方法上具有很重要的地位。中國醫學中的脈診起源很早，如早在《周禮·天官塚宰》中就載有診病時要「參之以九藏之動」，這是講要結合觸知九藏之脈的動態來診斷病情，體現出當時脈診在診斷中的運用。至《內經》、《難經》中均有關於脈診的豐富內容，扁鵲、淳于意、涪翁、華佗、張仲景等對脈學也都有深刻研究，但尚缺乏專門、系統的整理。王叔和在臨證實踐中體會到了脈診的重要性和複雜性，正像他在《脈經》序中開篇即指出的那樣：「脈理精微，其體難辨」，「在心易

了，指下難明」，所以他選取《內經》、《難經》及扁鵲、華佗、張仲景等人的有關著述，編著成《脈經》一書。全書共 10 卷。原有「手檢圖三十一部」，今已亡佚。本書經宋代林億等校訂後，卷數未變，而篇次和內容有所更動。現有多種刊本印行。

《脈經》把脈象分成 24 種，即浮、芤、洪、滑、數、促、弦、緊、沉、伏、革、實、微、澀、細、軟、弱、虛、散、緩，遲、結、代、動。基本上概括了臨床上經常出現的一些脈象，後世脈象種數雖有增加，但基本不出其左右。同時書中還對各種脈象作了比較形象具體、容易理解的描述，這就使學習者易於理解和掌握，王氏可謂在脈學中做此類工作的第一人。另外，《脈經》進一步確立了《難經》提出的寸口脈法，分寸、關、尺三部脈位及臟腑分配原則，解決了寸口切脈的關鍵問題，推進了獨取寸口脈診法在臨床的實際應用。這種脈診法突破了《內經》的三部九候法的束縛，是脈診法的一個簡化與改進，而臨證效果並無什麼差異，故為後世所普遍採納。《脈經》還注意在闡明脈理的基礎上連繫臨床實際，將脈、證、治、判斷預後等統一起來，其所論述的結脈、代脈等至今在臨床診斷心臟疾患方面還有實際意義。

《脈經》集漢以前脈學之大成，總結了 3 世紀以前的脈

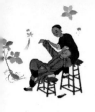

學知識，並充實了新的內容，使脈學理論與方法統一化、系統化、規範化，並保存了一部分古代診斷學的文獻資料。本書對後世影響較大，如唐代太醫署醫學生的必修基礎課程中就有本書。而本書所論述的脈學理論與方法大部沿用至今。本書對世界醫學也有一定影響，如著名的阿拉伯醫學之父阿維森納（980-1037）所著的《醫典》，其中關於脈學的詳細記載，許多脈象的資料即采自《脈經》。其後波斯（伊朗）學者兼醫生拉什德·阿爾丁·阿爾哈姆丹尼（1247-1318）主持編纂了一部波斯文的中國醫學百科全書，名為《伊兒汗的中國科學寶藏》，書中包括有脈學內容，並附有切脈部位圖，書中特別提到了王叔和的名字。中國脈學即由阿拉伯傳到了歐洲，其後並廣泛傳播世界，對歐洲醫學 —— 現代醫學的發展有其不可磨滅的影響，其中王叔和的《脈經》對此有著較大的貢獻。另外，西元 8 世紀初，日本頒布大寶律令，其中醫藥方面基本上仿照唐制，它規定《脈經》是醫生必修的教科書之一。其後日本醫學家編成的《大同類聚方》（100 卷）等醫書，《脈經》也是其參考的藍本之一。

　　但是本書也存在一些缺陷，如選材不嚴，編纂體例也較混亂，尤其所謂「王脈」、「相脈」、「囚脈」等說法，顯屬荒誕不經的封建迷信。

# 陶弘景

　　陶弘景（456～536），字通明，晚號華陽隱居，歷南朝宋、齊、梁三朝，死後謚貞白先生，丹陽秣陵（今江蘇省鎮江市附近）人。陶弘景幼聰敏，貌明秀。少時得葛洪《神仙傳》等，「晝夜研尋，便有養生之志」。後曾做過諸王侍讀，壯年後辭去，隱居句容茅山，人稱「陶隱居」。從此，「受符圖經法，偏歷名山，尋訪仙藥」，陶氏與梁武帝關係密切，很受梁武帝寵信，梁武帝曾多次派人請他出仕，均婉辭不就，但「國家每有吉凶徵討大事，無不前往諮問」，故時人有以「山中宰相」稱之者。陶氏思想雜糅儒、佛、道三者，尤以道教為主，為南朝著名道教徒。梁武帝曾賜以黃金、硃砂、曾青、雄黃等煉製神丹，加之晉著名道教徒葛洪也是句容人，致使道教此一時期在三吳及浜海各地尤為得勢。陶氏晚年又皈依佛門，曾「自誓受五大戒」。

　　陶弘景一生嗜學，「老而彌篤」，隱居40餘年，讀書萬卷，由於他「一事不知，深以為恥」，故知識非常淵博，舉凡天文、曆法、地理、博物、數學以及醫術、本草等，無所不通。他治學態度嚴謹，注重調查研究。如《詩經》中有「螺蠃銜螟蛉幼蟲為己子」的說法，陶氏不輕信舊注，經親自細心觀察，終於發現，螺蠃銜來螟蛉幼蟲是作為自己幼蟲

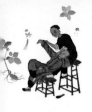
的食物，並非以其為己子，否定了舊說。陶氏在天文歷算、醫藥、冶煉等方面成就較大。他曾親手製作天文儀器「渾天象」；其《古今刀劍錄》中首次記載的「雜煉生鍒」的灌鋼煉鋼法，在冶金史上有一定的歷史價值。醫藥方面，除增補葛洪《肘後備急方》為《補厥肘後百一方》外，最重要的是著有《本草經集注》一書。此外尚有《效驗方》、《藥總訣》、《養生延命錄》、《養生經》等醫藥書籍及不少煉丹服石之作。前幾年曾有人報導在河北省還發現一部題為梁代陶弘景撰的《輔行訣臟腑用藥法要》的傳抄本，謂系敦煌卷子中得之而流傳至今。該傳抄本首尾不全，但比較完整地記載了 51 首方劑。其中雖有不少道家的神祕之論，但所論方藥樸實，臨床有一定參考價值。

陶弘景所著《本草經集注》（7 卷）是《神農本草經》較早注本之一。《神農本草經》流傳至陶氏所處時代已有 4 個多世紀，當時傳本因輾轉傳抄而「遺誤相繼，字義殘缺」，藥物數量不一，分類混亂，有必要重加纂注。同時，自《神農本草經》成書後，新的藥物品種逐漸增多，對藥物的性味、功效等也不斷有新的認識，還出現了蒐集漢魏以來名醫用藥經驗的藥物學著作《名醫別錄》等。陶弘景在梁武帝的支持下，對當時藥物學又作了新的總結，寫成《本草經集注》一書。該書在整理補充《神農本草經》365 種藥物

的基礎上，又選入《名醫別錄》等的藥物 365 種，所載藥物品種增至 730 種。書中凡屬《神農本草經》的內容用朱書，後加的內容用墨書，體現其治學態度的認真嚴謹。陶氏還補充發揮了《神農本草經》的「序例」部分，如說：「上品藥性，亦皆能遣疾，但其勢力和厚，不為倉卒之效」，及「舊方用藥，亦有相惡相反者，服之乃不為害，或能有制持之者」等，多為實踐經驗之言。陶氏還改上、中、下三品分類為玉石、草木、蟲獸、果菜、米食及有名未用七類，這是藥物分類的一次革新與進步，後世一直沿用了 1000 多年。書中還創立了「諸病通用藥」的分類體例，即根據藥物的作用來進行分類，這種分類法不僅便於學習、掌握，尤使臨床處方用藥時易於檢索，開後世按藥物功用分類之先河。在藥物性味方面，他比較重視寒熱二性。此外，對藥物產地、採集、炮製、真偽鑑別、貯存等，均有較多的補充和說明，這對保證藥材品質，提高藥效都是十分重要的。如他批評了當時「眾醫睹不識藥」，「皆委采送之人」，使藥材「真偽好惡莫測」的現象。他在強調道地藥材時指出：「諸藥所生，皆有境界……自江東以來，小小雜藥，多出近道，氣力性理，不及本邦。假令荊益不通，則全用歷陽當歸，錢塘三建（指天雄、附子、烏頭），豈得相似。所以療病不如往人，亦當緣此故也。」近來有人從各地水土中微量元素含量之差異性

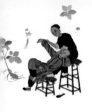

的角度，來探討中藥學中的「道地藥材」理論，證實其有一定的科學性。其它如說麻黃應在秋收時采功效為勝、常山以形似雞骨者為真等，都是在採集、鑑別實踐中總結的經驗之談。《本草經集注》還注意總結漢晉以來中外藥物交流的成果，收載了一些臨床很有效驗的外來藥物，如現代臨床用以治療心血管疾病取得良好效果的蘇合香等，正是由陶氏首先收入中國本草學著作的。

　　《本草經集注》是對漢魏以來本草學的一次較為全面的總結，問世後影響很大，唐《新修本草》即是在此基礎上進一步補充修訂完成的。本書也存在一些缺點，如宣揚了一些道教的丹藥服石方面的內容，以及由於當時三方鼎峙，南北睽隔，故書中對北方藥物了解不足等。由於陶弘景撰寫此書得到了梁武帝的支持，使該書帶有半官方的性質，故中國生藥學泰趙熽黃先生曾認為中國第一部藥典應為《本草經集注》，但因本書並未經過當時政府審查、頒布，沒有法律的約束作用，故這種觀點沒有得到公認。《本草經集注》原書早佚，其主要內容仍保存於《證類本草》等書。本世紀初，從敦煌石窟中發現唐以前寫本殘卷（第一卷）一種，但卻流落日本。近人據《證類本草》及《千金翼方》本草部分編校出版了《本草經集注》輯佚本數種，基本上能反映陶氏原著的面貌。

# 皇甫謐與《針灸甲乙經》

　　皇甫謐（215～282），字士安，號玄晏先生，安定朝那（今甘肅省靈皇甫謐臺縣朝那鎮）人。出身貧寒，曾過繼在叔父門下，並隨叔父遷居新安（今河南省澠池縣），40歲時方還本宗。謐幼時不知治學，終日遊蕩，20歲後才發憤讀書，耕種之餘，手不釋卷，邊耕邊讀，至為精勤，竟成一代名家。甘露年間（256～259），曾患風病，兼苦耳聾，纏綿百日方得治癒。因感於諸醫學術淺薄，遂自己立志研究醫藥，搜求古典醫籍，遙宗古人妙術。魏晉政府曾幾次請他出仕，他都堅辭不就，研習醫藥之志向終生未渝。究其原因，則於他認識到身體是根本、醫學有大用，如他自己所說的：「夫受先人之體，有八尺之軀，而不知醫事，此所謂遊魂耳。若不精通於醫道，雖有忠孝之心，仁慈之性，君父危困，赤子塗地，無以濟之，此固聖人所以精思極論，盡其理也，由此言之，焉可忽乎？」兩晉時期，煉丹服石之風盛行，皇甫謐亦曾一度濡染，他52歲時，因服石引起一場重病，痛苦之極，險些令其自盡。因親受服石之害，遂作《寒食散論》一卷，力貶服石的陋習。可惜未流傳下來，僅有部分內容保存在《諸病源候論》中。

　　皇甫謐精思博習，勤於著述，對經史各家都有研究，先

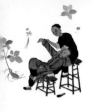

# 第二章　秦漢醫學

後有《帝王世紀》、《高士傳》、《逸世傳》、《列女傳》、《玄晏春秋》等書梓行於世，顯露出文中才華。在醫學方面，除已佚的《依諸方撰》等之外，主要有《針灸甲乙經》12卷，作為第一部針灸學專著流傳至今，在中國醫學史上產生了深遠的影響。

《針灸甲乙經》這一書名，是明代新安吳勉學校本始用的，而歷代史志對本書書名及卷數的記載並不一致。《隋書·經籍志》載：《黃帝甲乙經》10卷；《舊唐書·經籍志》載：《黃帝三部針灸經》13卷；《新唐書·藝文志》載：《黃帝三部針灸經》12卷；《通志·藝文略》載：《黃帝三部針灸經》13卷；《宋史·藝文志》載：《黃帝三部針灸經》12卷。從以上記載看，只有《隋書》所載的10卷本名為「甲乙」。關於「甲乙」的含義，日人丹波元堅根據《隋志》所載，其卷第以甲、乙、丙、丁……名之，他認為「玄晏原書，以十干列，故以『甲乙』命名」，觀《舊唐書》以後諸史志所載的版本都不是10卷，也都不名以「甲乙」，頗覺丹波氏的觀點可信。有人認為《甲乙經》的全稱應定為《黃帝三部針灸甲乙經》，這是將古書記載的兩種書名合為一起了。《甲乙經》自西晉太康三年行世之後，歷代經過多次傳抄，所以書名和卷數有所變更是容易理解的。

《針灸甲乙經》是一部彙編性著作，它是根據《素問》、

《針經》（即《靈樞》）、《明堂孔穴針灸治要》三部書的內容編纂而成的。皇甫謐認為「三部同歸，文多重複，錯互非一」，於是「撰集三部，使事類相從，刪其浮辭，除其重複，論其精要，至為十二卷」。目的則在於便於學習，便於應用。拿現存的《內經》對照來看，皇甫謐在編纂《甲乙經》時是下了一番選材和整理功夫的。《內經》的主要內容，幾乎都被本書選錄，所以本書雖為針灸專著，但實際上把中醫的基本理論都包括在內了。

今本《針灸甲乙經》分 12 卷，128 篇。內容可大致分為兩類。第一類論述人的生理功能、人體經脈、骨度、腸度及胃腸所受、俞穴主治、診法、針道、生理病理等。第二類則為臨床治療部分，包括內外婦兒各科，尤以內科為重點。《針灸甲乙經》在統一針灸經絡穴位，探討針灸治療的適應症和禁忌症等方面，都做出了顯著的成就。該書對中國針灸學的發展有著重大的影響，後世著名的針灸著作基本上都是在此基礎上發揮而成的，所以後世一直把本書視為中醫針灸學之祖。

《甲乙經》較早傳到國外。8 世紀，日本醫界即以該書為教科書。現在法國針灸界正組織力量翻譯此書。在此之前，已有了《甲乙經》的英譯本。其國際影響是很大的。

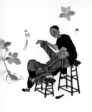

# 第二章　秦漢醫學

## 外科手術與外科學發展

在魏晉南北朝時期，中國醫學的外科手術與外科學發展水準是比較高的。這裡首先讓我們看看屬於現代整形外科的實際水準。《晉書‧魏詠之傳》：「魏詠之生而唇裂，十八歲時，聽說荊州刺史殷仲堪（399）帳下有名醫能療之，即往求治……」。魏詠之到了殷仲堪家說明來意，仲堪嘉其盛意，便召醫為詠之診視。醫生說：唇裂可用手術修補，但必須在百日之內只進稀粥，而且不可笑語。詠之聽後說：即使半生不說話，還有半生，何況只一百天不可笑語，所以一定要治療。於是仲堪令人為詠之安排了住室，請醫生為詠之盡心修補，詠之聽從醫生的囑咐，閉口不語，只食薄粥，唇裂修補手術取得了良好的效果。魏詠之在手術後十分滿意地回去。這段記述雖然未能詳述手術的具體方法和步驟，但手術確實取得了令人滿意的效果，說明唇裂這一先天性畸形在晉代已有了很好的修補手術，而且已達到比較理想的水準。但是，令人遺憾的是，有些人總是懷疑中國在那麼早的時期外科手術不可能達到如此高的水準。他們懷疑華佗不可能有那麼高明的腹部外科手術成就，當在不得不承認當時確曾做過這些複雜的手術時，又說這些手術技術是外來的，甚至懷疑華佗本非中國人，這些可笑的邏輯，的確曾經迷惑了不少人。對距華佗不遠的晉代曾有佚名醫生為魏詠之進行的唇裂修補

術，也有人提出懷疑。不過這種懷疑就更加缺乏依據了。同樣，對此手術我們也可提出更多的實證，說明晉代有醫生成功進行這一手術是完全可能的。例如：西元 9 世紀時，有一位知識分子名叫方干，考取進士，但因先天性唇裂，面貌不雅，被除去了錄取的資格，情志十分消沉。方干年老時遇一補唇先生，便請求為自己進行了唇裂修補手術，獲愈。根據《唐詩紀事》卷六十三方干條記載，這位醫生曾給 10 餘位唇裂患者進行了修補手術，都取得了較好的效果。不但如此，在 12 世紀、15 世紀、16 世紀、17 世紀等，都有關於中國醫學家成功進行這一手術的記載，有些記載出自外科學者的外科著作。因此，手術方法、步驟、護理等均有具體的比較科學的要求，我們有十分充分的證據，可以說明晉代的唇裂修補手術絕非偶然。

外科學發展，特別是對治療創傷和化膿性感染，從其最初階段就可能與狩獵和戰爭密切相關。中國最早的醫事制度和分科中所謂的金瘍、折瘍很能說明這一觀點的正確性，《五十二病方》的內容也有相關之證據。南北朝時期出現的《劉涓子鬼遺方》，是現存較早的一部外科專書，其來源和內容更給予外科學發展同戰爭損傷相關的論點以更有力的支持。該書的編撰者龔慶宣在序中寫道：「……遺一卷《痛疽方》，並藥一臼，時（劉）宋武北征，有被創者，以藥塗之

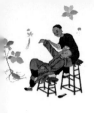

即愈。論者雲，聖人所作，天必助之，以此天授武帝也。明代王肯堂《外科準繩》中所記述的唇裂修補手術方法涓子用方為治，千無一失，演為十卷，號曰鬼遺方。」由此可見，所謂劉涓子鬼遺方，實際上是劉宋武帝（420～422）時，隨軍外科醫師龔慶宣的治療戰傷和瘡瘍痛疽經驗的理論總結，當然也不能排除他是在前人經驗和論著的基礎上完成的。但很明顯，其軍陣外科的性質是很清楚的。至於他所謂的鬼遺故事，純屬編造，或藉以為奇來提高著作的影響力，或藉以示劉裕稱帝乃天意之所為。這個書名故事，既不影響該書的科學價值，也不影響龔慶宣整理成書的功績。劉涓子若果有其人其事，他當是該書原始資料的累積者、奠基人。

　　《劉涓子鬼遺方》原題 10 卷，今傳本為 5 卷，可知佚散十分嚴重。僅就現存之內容，仍不失魏晉南北朝以來外科學發展水準的代表作面貌，特別關於痛、疽、瘡、瘍化膿性感染等外科疾病的理論論述和臨床治療經驗技術都是很先進的。例如：該書重視和提倡外科瘡瘍要早期治療的思想，主張積極的切開排膿，對膿腫切開的部位也作了科學的論述，所載方藥，內服外用，都相當豐富。又如：金瘡內容尤為豐富，所以學者多認為《劉涓子鬼遺方》是中國古代軍陣外科的代表作之一。

# 陳延之與《小品方》

　　陳延之已不知何許人，其生死年代亦失考，所撰《小品方》即《經方小品》10卷，是魏晉南北朝時期醫方著作的代表作，有著十分廣泛的影響。不但隋唐時期的中國醫學書籍廣泛引用其內容，當時日本的醫學書籍也頗多引用其論述和醫方。更重要的影響，是隋唐時期太醫署明確規定《小品方》為必須講授的教材，在日本的《大寶律令》、《延喜式》等，也對將《小品方》作為教科書作了清楚的規定，而且對課時要求多達300天，足見其如何重要了。既然隋唐和當時的日本醫學界都如此重視《小品方》，必然有其值得重視的原因。可是在1985年以前，人們只能從《千金要方》、《千金翼方》、《外臺祕要》、《醫心方》等書中窺知其極小部分內容，且極不繫統，也很難作出比較全面的評價。因為，這部在歷史上曾經發揮了重要作用的著作，大約在宋元時期已散佚不見了。

　　1985年日本學者於日本尊經閣文庫《圖書分類目錄》醫學部中發現《經方小品》殘卷，經研究確認是陳延之所撰《小品方》之第一卷抄本，其抄寫年代約在西元1190至1324年間。這一發現給予研究《小品方》提供了極為可貴的資料。根據這一發現，我們確知《小品方》共12卷，第一卷包括有序文、總目錄、用藥犯禁訣等，第二到五卷為渴利、

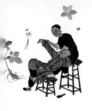

虛勞、霍亂、食毒等內科雜病方；第六卷專論傷寒、溫熱病之證治；第七卷為婦人方；第八卷為少小方；第九卷專論服石所致疾病之證治；第十卷為外科瘡瘍骨折損傷等；第十一卷為本草；第十二卷為針灸等。由上述分卷所反映出的分科論述確是前所未有的，僅十二卷就全面論述了醫學各科常見病的證治，也可以說是一次高度的概括。因為《小品方》12卷，據陳延之自己講是參考了300多卷前人的18種著作。為什麼陳氏要進行這樣的嚴格精選呢？他在序言中向我們交待了他的動機和目的。他說：「若不欲以方術為業，唯防病救危者，當先讀此《經方小品》，緊急倉卒之間，即可用也。……僅幼始學治病者，亦應先習此《小品》以為入門。」由此可見，陳氏作此書有兩個目的，一是向大眾普及醫藥救急知識，並非作為專門醫生的參考書；二是提供青少年開始學習醫學的入門讀物。我們可以毫不誇張地說，他的兩個願望完全達到了，其影響很大，特別是中國、日本的醫學最高學府都明令規定《小品方》為醫學生必修課。不但如此，中國著名醫學家孫思邈、王燾，日本著名醫學家丹波康賴等，都從《小品方》中為自己的不朽巨著吸收了許多營養。例如：唐代王燾撰《外臺祕要》，引用《小品方》卷10「療入井塚悶死方」的理論和技術：「凡五月六月，井中及深塚中，皆有伏氣，入中，令人鬱悶殺人。如其必須入中者，先

以雞鴨雜鳥毛投之，直下至底，則無伏氣。若徘徊不下，則有毒氣也。亦可內生六畜等置中，若有毒，其物即死。必須入，不得已，當先以酒，若無，以苦酒數升，先灑井塚中四邊畔，停少時，然後可入……」這段記述有著很高的科學水準，這種利用動物實驗以判斷井塚中有毒與否，是人類實驗診斷技術的較早成就。這種技術在現代實驗檢驗發明前，一直是中國歷代醫學家用以探明枯井、深塚和礦井、山洞有無毒氣的可靠方法，它使不知多少人免遭中毒、死亡。又如：日本丹波康賴撰的《醫心方》卷14，引用陳延之叫《小品方》卷10關於「療自縊方」兩條資料。這兩條資料雖然可以判斷陳氏的原始出處可能來自張仲景《金匱要略》，但陳氏的敘述較醫聖張仲景所敘述的方法是有所改進的。他強調：「傍人見自縊者，未可輒割繩，必可登物令及其頭，既懸牽頭髮，舉其身起，令繩微得寬也；別使一人，堅塞兩耳，勿令耳氣通；又別使一人，以蔥葉刺其鼻中，吹令通；又別使一人，嚙死人兩踵跟，待其蘇活乃止也。」這個搶救自縊身亡患者的方法，與張仲景的人工呼吸法相比雖有不足之處，如缺少按壓胸部和牽拉四肢以促進呼吸功能恢復的人工呼吸法，但塞耳用蔥葉管刺激鼻黏膜和吹氣以促進呼吸之恢復，也有其科學的理論依據。又如急救誤吞針入咽不出《外臺祕要》引用了《小品方》的「取真吸鐵磁石」，用以吸針外

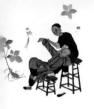

出，這種方法在孫思邈以及後世醫家多加改進而廣泛應用，救治無數危急患兒。僅以上數例足可證明《小品方》確是一部內容簡明扼要，醫療理論和方法技術先進的集魏晉南北朝醫學精華的代表之作。它對中國醫學發展，以及日本等國的醫學發展等，確曾做過很大的貢獻和產生深遠的影響。

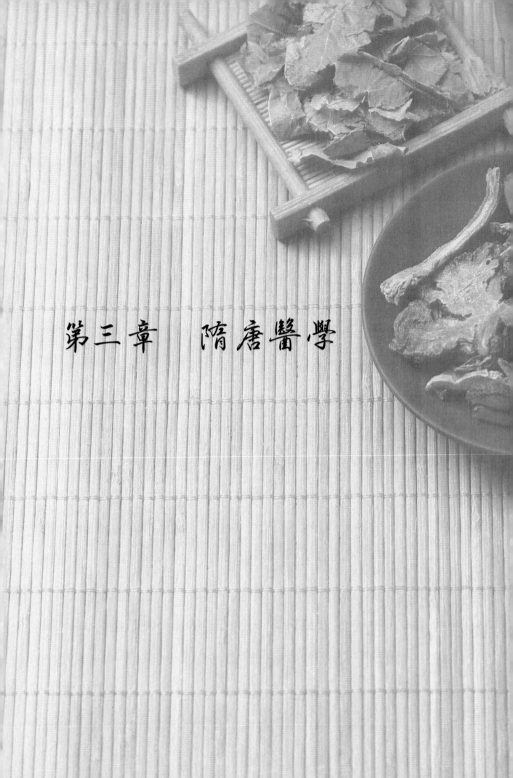

第三章　隋唐醫學

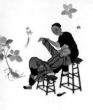

# 第三章　隋唐醫學

## 《諸病源候論》

　　巢元方，隋代醫學家，生卒籍里不詳。大業中（605～618）曾任太醫博士。巢元方對醫學理論有著很深的造詣，實踐經驗也很豐富。西元 609 年，主持運河工程的大總管麻數謀，患風逆不得起坐，隋煬帝特命巢元方往寧陵（今河南省寧陵縣）診視，經調治迅速痊癒，可見其臨證療效之驗。

　　魏晉南北朝時期的醫學有一個特點，即比較重視醫方的蒐集整理，和在臨證實際中對疾病的探求驗證。相對來說，對醫學理論的研究卻有忽視的傾向。但許多醫學家在長期實踐中卻累積了許多可貴的經驗。至隋代，中國醫藥學又有了顯著的進步。隋煬帝其人好大喜功，什麼都要搞得大而全，在醫學上也是如此，如他下令編纂的方書《四海類聚方》達 2,600 卷之巨。正是在前人累積的大量資料的基礎上，在隋代醫藥學顯著進步的條件下，巢元方與同道奉隋煬帝之詔，共同編撰了一部總結疾病的病因、病理、症候的醫學基礎理論巨著《諸病源候論》，這是中國歷史上第一部系統論述病因症候的專著。全書共 50 卷，分 67 門，載列症候 1,700 餘條，分別論述了內、外、婦、兒、五官等各科疾病的病因病理和症候，一般並不論述疾病的治療，但也有很少一部分疾病討論了診斷、預後，以及導引按摩、外科手術為主的一些治療

方法和步驟。據《隋書·經籍志》載，同期還有一部「吳景賢」《諸病源候論》，但僅存目而書未見傳。在隋朝短短幾十年中，會編著兩部同名巨著，是難以想像的。由於巢氏領銜主編的《諸病源候論》並非個人專著，所以所載吳氏之書或許與巢氏主編之書即為同一著作。

《諸病源候論》在中國醫學上所取得的成就與貢獻主要有以下幾個方面：

首先是突破了前人的病因學說。巢元方等在病因學說方面，有不少創造性見解，對有些疾病，突破了籠統的「三因」傳統說法，豐富了中國醫學的病因學說。例如書中確認了疥瘡等病的病原體。巢元方等透過臨證認真觀察，在前人基礎上確認疥瘡是因疥蟲所致。書中把疥瘡分為馬疥、水疥、干疥、湮疥等類，指出：「疥者，有數種。……並皆有蟲。」在敘述羌蟲病時說：「熟看見處，以竹簪挑拂去之，已深者，用針挑取蟲子，正如疥蟲，著爪上，映光易見行動也。挑不得，灸上三七壯，則蟲死病除。」可見對疥瘡病原體及其傳染性、好發部位，不同類型的臨床表現特點及診斷要點、治癒標準等，都有了比較正確的認識，這比歐洲Linne 氏在西元 1758 年關於疥蟲的報告要早 1000 多年。尤其可貴的是強調「蟲死病除」，把消滅病原體作為疾病治癒的標準，這無疑是一種進步的認識。在對傳染病病因的認識

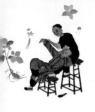
方面，對前人的六淫致病說有所突破。書中創造性地提出，宇宙間另有一種「乖戾之氣」的物質，可以導致傷寒、時氣病、溫病等傳染病，並引起「轉相染易，乃至滅門」。還強調傳染病是可以預防的，多次指出「預服藥及為方法以防之」。書中認為寄生蟲病的發生和飲食衛生有很大關係，明確指出寸白蟲（絛蟲）系食入生牛肉、魚肉所致。對漆瘡、暈動病等過敏性疾病，已認識到其發病與個體反應性有關，「特由質性自然，非關宿挾病也。」總之，《諸病源候論》對病因的認識在很多方面突破了前人的舊說，這對病因學的發展具有重要意義。

　　《諸病源候論》對一些疾病的症狀與發病特點的描述也很正確。例如書中記載了對一些地區性疾病的認識，其中「射工」、「水毒」之名，歷來難以肯定究屬何病。仔細研究一下書中對其發病地區、發病季節、傳染途徑、發病經過與臨床症狀等的確切描述，可以認為，這主要反映了巢元方等對血吸蟲病的認知水準。其它如南方多見的羌蟲病、江東嶺南的腳氣病、山區常見的甲狀腺腫大病等，對其地區性均有正確的認識，並對症狀、發病特點、診斷等也有正確記載。再如對泌尿系結石症狀特點的描述，也很生動逼真，對臨床診斷有較高的參考價值。

　　《諸病源候論》雖然是探討病因症候的專著，但也敘述

了不少有關治療創傷的外科手術方法和縫合理論等。這些創造性成就，說明中國外科手術治療在繼承漢晉以來所取得的成就的基礎上，在隋代又有了新的進步，達到了更高的水準。例如書中所載的腸吻合術，對手術步驟、方法等要求很嚴格，其中尤其創造性地提出了富有科學性的縫合理論原則和具體詳盡的縫合方法，對術後護理也有具體合理的要求。其縫合斷腸的原則和護理要求，至今還是外科醫師進行這種手術的注意要點。歐洲最早的同類手術，是義大利人羅格與羅蘭在 12、13 世紀間進行的，比巢氏等人所載晚了 500 多年。在書中所載的處理腹部外傷、切徐大網膜的手術中，還創造了結紮血管的方法。即做這種手術時，在手術步驟上要求首先注意結紮血管，藉以觀察該血管營養區域並按此區域切除已壞死的大網膜。如此則可避免單純切除局部而引起繼發的感染、壞死，這是很正確的原則，是一項重要的科學發明。義大利著名外科學家伯特帕格利於 1460 年創造了一般結紮血管和出血創口內貫穿結紮血管的方法，另一位外科學家埃伯羅易斯帕勒（1517～1590）在截肢術中，應用了大血管的結紮方法。《諸病源候論》所載的同類方法雖尚不如他們具體，但較他們要早 800 多年。書中還建立了創傷內異物剔除的原則，其所論述的具體要求與現代醫學關於創傷內異物剔除原則是相符的。

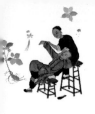

　　此外,《諸病源候論》還在中毒與毒物分析等方面有著許多新的記載。如書中最早而系統地記載了烏頭、鉤吻等中藥的中毒症狀,其描述與現代醫學的觀察基本一致。這在當時對這類中毒的診斷,提供了寶貴的依據。在中毒的診斷上,除了重視症狀外,還創造性地應用了實際觀察胃內容物的方法,以確定為何物中毒,這種方法至今仍為中毒診斷中的常用手段。書中還記載了不少當時大眾在實踐中總結出來的毒物分析方法,體現了中國古代毒物分析化學的初步嘗試,是考查古代毒物分析方面的寶貴資料。

　　《諸病源候論》有一個明顯的特點,就是一病一論的論述比前人增加了,而一證多病的論述減少了。這對深入研究不同疾病的病因、症狀、診斷、鑑別等創造了有利的條件,促進了對各種疾病的深入觀察和研究。巢元方等醫學家透過自己的實踐活動,補充或改正了不少前人在認識上的缺陷或錯誤,對中國醫學的發展做出了貢獻。他們敢於突破前人的定論,創造新的見解,追求實事求是和認真觀察總結的作風,值得我們學習。當然,由於時代和實踐領域的限制,他們在認識上仍然承襲了前人不少的錯誤,甚至還未能在前人的基礎上徹底打破鬼神作祟的觀念。同時,該書篇章浩繁,內容龐雜,屢有重複,也是不足之處。

　　總之,《諸病源候論》是中國歷史上內容最為豐富的探討病因病機症候的一部專著,在人們認識疾病的長河中,在

中國醫學發展史上，對醫學理論的進步，做出了出色的貢
獻，是繼《內經》之後在醫學基礎理論方面取得的一個新的
創造性成就。列寧說：「判斷歷史的功績，不是根據歷史活動
家有沒有提供現代所要求的東西，而是根據他們比他們的前
輩提供了新的東西。」《諸病源候論》正是巢元方等利用前
人的知識累積和成就，研究醫學理論問題寫成的，比他們的
前輩提供了許多新的東西，值得我們進一步認真發掘、整理
和研究。

　　《諸病源候論》對後世醫學發展有相當大的影響。在唐
代，《千金要方》等曾大量參考引用該書的有關資料和學術
觀點；王燾編撰《外台祕要》時，錄用以為篇首的理論。日
本丹波康賴撰《醫心方》（984）時曾以此書作為重要參考。
在宋代，也曾為王懷隱等的《太平聖惠方》所大量引用，同
時宋代的醫學教育還用以為教授學生的課本。明清以來，
《諸病源候論》得到更多的刻印，流傳也更廣泛了。

## 《新修本草》

　　中國本草學發展到隋唐五代時期，開始逐步趨於成熟。
這表現在：其一，本草學得到了重視，歷代政府出面組織編
撰、修訂、頒行本草學著作，使之成為藥典；其二，本草學
知識領域更加擴大，開始出現一些分支性的專門著作。其中

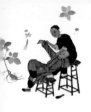

## 第三章　隋唐醫學

　唐代蘇敬等編撰的《新修本草》體現了這一時期本草學的主要成就。

　　蘇敬，宋（今湖北省境）人，後因避宋太祖趙匡胤家諱，被改名蘇恭，為唐代重要勛官，曾任朝議郎行右監門府長史等官職。自從梁代陶弘景撰《本草經集注》之後，唐代藥物學知識又有了新的累積。鑒於陶弘景《本草經集注》中的乖違及當時醫家用藥的紊紊，蘇敬對本草學進行了初步的整理研究工作，並於西元 657 年上書唐高宗，請求政府修訂本草。唐高宗李治採納了蘇敬的建議，召集當時的著名醫藥學家和科學家、藝術家等學者，以及行政官員 20 餘人，由蘇敬主持，共同進行這項計畫。在修訂計畫中，採取了實事求是的科學態度，並注意實際的調查研究計畫。一方面，提出「《本經》雖闕，有驗必錄，《別錄》雖存，無稽必正」，不為前代本草著作、哪怕是經典性著作所束縛；另一方面，又強調「下詢眾議」，「定群言得失」，廣泛地徵求各方面的意見，注意吸收各方面的經驗。其間，還下令全國郡縣，徵集道地藥材，並要求各按實物描繪成圖，送至京城，以備修訂參考。如此該書之編撰實際上動員了全國的人力、物力，經過 2 年緊張的整理研究，於西元 659 年編撰成《新修本草》一書（亦稱《唐本草》），並由唐政府頒行全國。《新修本草》是中國醫藥發展史上第一部藥典，比過去認為是世界上

第一部藥典的《紐倫堡藥典》（西元 1542 年）要早 800 多年。全書正文二十卷，目錄一卷；《新修本草圖》二十五卷；《新修本草圖經》（藥圖的說明文字）七卷，目錄一卷，共五十四卷。

　　《新修本草》所載藥物比《本草經集注》增加 114 種，使中國本草學著作收載藥物品種達 844 種（一說《新修本草》收載藥物為 850 種）。《新修本草》的分類與《本草經集注》基本一致，但將陶氏七類調整為玉石、草、木、禽獸、蟲魚、果菜、米穀及有名未用等九類，本書正文部分在《本草經集注》的基礎上，加以重新修訂改編，校正了若干錯誤之處，並詳述了各藥的性味、主治及用法。圖譜部分則是根據廣泛徵集來自全國各地所產道地藥材所繪製的藥物形態圖。圖經部分除了對圖譜所繪藥物形態作了文字說明外，還有採集炮炙等方面的內容。《新修本草》還廣泛收載了當時民間的用藥經驗，如用白錫、銀箔、水銀合成牙科的填充劑等。注意吸收國外傳入的藥物知識。

　　《新修本草》系統性總結了唐以前的藥物學成就，文圖並茂，內容豐富，具有較高的學術水準和科學價值。書中並保存了一些古本草著作的原文。尤其在編撰過程中，從全國各道地藥材產區徵集實物、藥圖，並於書中增附圖譜、圖經，實為中國本草學史上的創舉，對藥物形態鑑別、藥物真

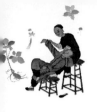

## 第三章　隋唐醫學

偽辨別及幫助學者認識藥物等，都發揮了積極性的影響。本書頒行後，很快流傳全國，成為當時對藥物性味、主治、用法、炮炙和產地等有規範性要求，對醫生、藥商有法律性約束的一部標準性的藥物學著作。特別值得注意的是，當時的醫科大學 —— 唐太醫署，亦立即採用它作為教材。這種注重吸收運用當代學術發展中的最新成果的教育舉措，對我們今天的醫學教育也不無啟發意義。同時也證明該書在當時所具有的權威性。其後本書影響達三百餘年。本書在國外也有較大影響，如頒行後不久即傳到日本，對當時日本醫學的發展也做出了貢獻。西元701年，日本制定了醫藥律令「大寶律令·疾醫令」，其中規定醫學生的必修書中，就有《新修本草》，學生學習課時還必須達311天。日本律令《延喜式》西元905年亦載「凡醫生皆讀蘇敬《新修本草》」，足見當時本書在日本醫學界所受到的重視。

　　唐代孫思邈《千金翼方》保存了本書正文大部分內容。唐以後，本書正文多收錄於《經史證類備急本草》等書中，本草圖及圖經部分則早已亡佚。《新修本草》現存三部殘卷，從敦煌發掘出的兩種殘卷片段，為英、法等國掠去；另一種為日本仁和寺藏本（13、14世紀抄卷子本）的殘卷共十卷，又補輯一卷。現流傳的有日本崗西為人和學者尚志鈞先生的兩種輯佚本。

# 孫思邈與臨床百科全書《千金方》

　　孫思邈，唐京兆華原（今陝西省耀縣孫家塬）人。他天資聰敏，治學精勤，善言老莊，喜好釋典，通經史，知百家，是集佛、道、儒三教於一身的飽學之士。他自幼多病，為籌湯藥之資幾乎罄盡家產，生活顯得極為困難，但他從不為此而放鬆經史、醫藥知識的學習。二十歲時，他開始行醫於鄉鄰親友之間，每得良效。自己多病的身體，也靠自行調治變得強壯起來。從此他更加勤奮地鑽研古代名醫的著作，尋求民間的治病經驗，往往因為一個單方、一味藥物、一種炮炙方法等，不遠千里虛心向人請教。因此，他的醫療技術得到了不斷的提升，醫名鵲起。唐太宗、唐高宗都曾徵召並授以高官厚祿，他都一一固辭。但當百姓求以療疾時，他卻從未予以拒絕。他強調：「若有疾厄來求救者，不得問其貴賤貧富，長幼妍媸，怨親善友，華夷愚智，普同一等，皆如至親之想。亦不得瞻前顧後，自慮吉凶，護惜身命。見彼苦惱，若已有之，深心淒愴，勿避嶮巇。晝夜寒暑，飢渴疲勞，一心赴救。」他還告誡醫生到了病家，舉止要檢點，儀態要端莊，「縱綺滿目，勿左右顧眄；絲竹湊耳，無得似有所娛；珍饈迭薦，食如無味，醽醁兼陳，看有若無」，「不得多語調笑，談謔喧譁，道說是非，議論人物，炫耀聲名，訾毀諸醫，自矜已德。偶然治瘥一病，則昂頭戴面而有自許

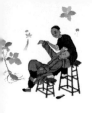

之貌，謂天下無雙，此醫人之膏肓也」。不論是在患者病家面前，還是在醫界同道背後，孫思邈的態度都反映了他高尚的思想品德，這一直為後世歷代醫家所稱道，時至今日，仍是我們進行醫德教育時所不得不提出的楷模。

孫思邈結識的朋友很多，如擅長針灸的太醫令謝季卿；以醫方、針灸著名的甄氏兄弟甄權、甄立言；長於方藥和養生的名士孟詵；通曉藥性的韋慈藏；著名的歷史學家魏徵，知名之士宋令文、盧照鄰等都與思邈關係密切。他們之間的經常往來，相互研討學問，也促進和豐富了孫思邈的知識領域和學術經驗。

孫思邈鑒於古代諸家醫方散亂浩博，求檢至難，便博採群經，勤求古今，刪裁繁複，以求簡易，撰方一部，凡三十卷，「以為人命至貴，有貴千金，一方濟之，德踰於此」，故名曰《備急千金要方》。此書約成於西元 652 年，思邈當時年約 70 歲。書成後，孫氏仍時時感其不足，繼續努力，又集 30 年臨床經驗，作《千金翼方》三十卷以補《千金要方》之不足。兩書輗軏相濟、羽翼交飛，合而為唐代最有代表性的醫藥學著作。《千金方》篇卷浩大，內容詳博，近代醫史學者稱之為中國歷史上第一部臨床醫學百科全書。宋代學者曾將其要編成《千金寶要》，並刻碑石以廣為流傳。

孫思邈一生從事臨床實踐達 80 年之久，累積了豐富的醫

療經驗，取得了多方面的重要成就，為醫藥學的發展做出了不可磨滅的貢獻。

千金寶藥碑亭一角首先，孫思邈取得的醫方、藥物學方面的重大成就，在《千金方》中得到了突出的體現。《隋書·經籍志》記載醫方書目雖有百餘部，但能留存至唐代者已不多，至今尚存者更是屈指可數，其中載方最多者亦不過數百，而孫思邈收集整理的醫方，在《千金要方》中有四千五百多個，在《千金翼方》中有兩千多個，可謂集唐以前醫方學之大成，給我們留下了一份極為豐富的醫學遺產。雖然《千金方》沒有註明引文的出處，但仍可看出其中除引用了張仲景、華佗、陳延之、支法存等二十餘位著名醫學家的醫方外，還收集了流傳在漢族人民、文人學士、官僚、宗教界以及少數民族和外國傳入的很多醫方，如齊州榮姥方、蠻夷酒方、書生丁季回雄黃方、蒼梧道士陳元膏等等，可見孫氏讀書之多、收集採訪功夫之深。孫思邈的故鄉是「秦地無閒草」的藥材產地，他的足跡遍及該地各大名山，在實地採集、觀察和檢用藥物的過程中，累積了豐富的經驗。除了注意總結藥物的特殊療效，他還非常重視藥物的產地和採集季節。《千金方》中記載了 133 個州的 519 種道地藥材，還在 233 種植物藥後註明了應當何時採花、採莖、採葉，何時採根、採果。這些創造性、總結性的工作都為中藥藥物學的

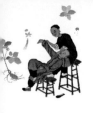

## 第三章　隋唐醫學

發展做出了貢獻，所以後世稱他為「藥王」，並將他曾隱居的耀縣五台山改名為「藥王山」，以示紀念。

孫思邈在繼承前人成就的基礎上，對雜病的認識、防治和護理也有不少創造性的貢獻。如他正確地揭示了消渴（糖尿病）與癰疽（化膿性感染）的關係，指出預防糖尿病患者並發化膿性感染是一個重要問題，警告醫生不得給已診斷為糖尿病的患者施行針灸治療，提醒患糖尿病的人要時刻嚴防破皮成癰的危險，強調患者要隨身攜帶防治癰腫的藥物，以備急需。對於痢疾，他根據臨床表現和大便形狀，分為赤白痢、血痢、膿血痢、久痢、休息痢五種，基本上能對當今稱之為細菌性痢疾與阿米巴痢疾作出鑑別。他對癩瘋病的症狀描述和分型以及預後的判斷，也與今天的認識極其相近。另外他還明確指出，霍亂病的病因與飲食有關，並非什麼鬼神作祟；骨關節結核（附骨疽）好發於較大關節，成人以髖、膝為多，小兒以脊柱為多；水腫病人注意忌鹽等。這些都反映了較高的學術水準。

孫思邈在總結其他醫家經驗的基礎上，對一些營養缺乏性疾病已有較深刻的認識，並創造性運用了針對病因的特效藥物。例如他認識到癭病（地方性甲狀腺腫）是一些山區居民因長期飲用品質不好的水而造成的，主張用動物甲狀腺（如鹿靨、羊靨）和海產藥物（如海帶、海白菜）等進行

治療，這與今天用碘劑治療地方性甲狀腺腫的方法是完全一致的。又如，對維他命 A 缺乏所致的夜盲症（孫氏稱雀目）的症狀描述已十分詳細，並強調用各種動物肝臟進行治療。現在知道，肝臟中的維他命 A 含量是極為豐富的，用以治療夜盲證，就是靠補充了患者所缺乏的維他命 A 而取得療效。另外，《千金方》中還論述了腳氣病的病史，指出經常服用穀皮煎湯所煮的粥，便可防治，這也是以含有豐富 B 群維他命的物質治療維他命 B1 缺乏症的最早記載。當然，對於這些疾病的真正病因及其特效藥物的藥理作用，孫思邈還不可能有清楚而正確的認識，但對於這些事實的認定，必定是在大量實踐活動的基礎上，透過對豐富經驗的全面總結和縝密思考才能完成的，這是我們中華民族可以引以為自豪的重要成就。

就針灸與藥物治療的關係而言，孫思邈很重視針灸與藥物並用的綜合治療原則，指出「若針而不灸，灸而不針，皆非良醫也；針灸不藥，藥不針灸，尤非良醫也。……知針知藥，固是良醫。」也就是說，孫氏的良醫標準必須是既精於針灸，也精於方藥，這是很有道理的。他對辨證施治原則在針灸臨床上的運用亦甚強調，說；「或一病用數十穴，或數病共一穴，皆臨時斟酌作法用之。」孫思邈在甄權針灸圖的基礎上創造性繪製了三幅大型彩色針灸經絡俞穴掛圖，三幅

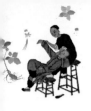

# 第三章　隋唐醫學

圖分別將人體正、背、側面的十二經脈和奇經八脈，用不同顏色繪出，創彩色針灸繪圖之始，這對提高針灸教學品質、準確取穴定位等有著重要的作用。另外，療效顯著的「阿是穴」也是《千金方》中最先記載的。

孫思邈是一位精通諸科、技術全面的臨床大家，尤為重視婦科和兒科。《千金方》中先論婦人、小兒，後論成人、老者，強調婦人和小兒患病不同於男子和成人而各具特殊性，主張婦產和小兒應獨立設科。兩部《千金方》中婦產科內容達七卷之多，對胎前、產後、月經不調、崩漏、帶下等婦產科疾病的防治進行了系統的闡述，為宋代陳自明撰寫《婦人良方大全》創造了良好的條件。孫思邈對胚胎發育過程和胎養、胎教等已有了深刻的認識，指出為使「所誕兒盡善盡美」，孕婦必須避諸禁忌，「彈琴瑟調心神，和性情節嗜欲」。在妊娠期的不同階段，對孕婦活動量要有不同的限制，「妊娠三月居住單靜」，五月之後則應由靜轉動，可從事一些輕體力勞動，並同時增加營養，使胎兒「添髓強骨，以定五臟」。他強調臨產前後要使孕婦情緒安定，避免驚擾，接生人員切不可顯出驚慌或面露愁容，以防導致難產或其他疾病。孫思邈對新生兒的處理也很科學：小兒初生，先以棉裹指，拭兒口中及舌上惡血；如新生兒窒息不啼，可「取兒臍帶向身卻捋之」或以「蔥白徐徐鞭之」；「斷臍不

當以刀子割之，須令隔單衣咬斷」，斷臍之後，當以柔軟、方四寸新棉厚半寸護臍，並主張灸之、熨之。在一千多年以前能提出這種方法是十分可貴的；用火灸斷臍傷面對預防嬰兒破傷風有著重要作用。對新生兒的護理和嬰幼兒的養育，孫思邈也都有專門的論述。他主張胎兒出生後首先要進行洗浴，以豬膽汁煎湯浴兒，以軟布包兒。並強調：「天和日暖無風之時，令母將兒於日中嬉戲。數見風日，則血凝氣剛，肌膚牢密，堪耐風寒，不致疾病。若常藏帷帳之中，重衣溫暖，猶陰地之草木，不見風日，軟脆不堪當風寒也。」另外，對於嬰幼兒乳母的選擇，他提出了科學的嚴格要求：「凡乳母者，……但取不狐臭、瘻、痿、氣嗽、疥、痴、白禿、瘑瘍、唇裂、耳聾、臭鼻、癲癇，無此等疾病者。」孫氏著作中對嬰幼兒的發育過程、哺乳和羊乳餵養衛生等的論述，都達到了很高的水準，其中不少方法和原則至今仍有現實意義。

從《千金方》的記載來看，孫思邈曾採用了一些當時非常先進的診療方法。如在診斷胸壁膿腫向裡穿透胸膜造成開張性膿胸時，他用的是「驗透膈法」，其方法是用竹內膜或薄紙封住患處，令病人作深呼吸，如紙不動則未透膜；如紙隨呼吸而動則說明已穿透胸膜，造成膿胸。孫思邈還創造性運用蔥葉作導尿管進行導尿的技術，具體方法是：以蔥葉除

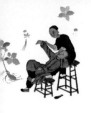
尖頭，插入尿道中三寸，微用口吹使蔥葉張開，小便即可通暢。這種方法是很巧妙的，在後世許多醫書中都有引述。

　　孫思邈在養生學方面的貢獻也是非常卓著的，他把養生保健與老年病的防治密切連結起來，形成了一套養生長壽學說。他極力批判了服石以求長生不老的幻想，而又肯定人類可以延長自己的壽命到一百歲甚至兩百歲的科學主張，這和現代關於人類壽命預測是基本一致的。他認為求得長壽的方法主要是食養食治、勞動鍛鍊和講究個人衛生。他十分強調飲食療法在延年益壽和老年病防治方面的重要意義，主張先用食療，食療不癒再用藥物。注意按摩導引之術，提倡吐故納新的「靜功」和熊經鴟顧的「動功」相結合的鍛鍊方式，勸告老年人要從事一些不致疲勞的輕體力勞動。還強調人們不要隨地吐痰，不要食用不熟、不淨、有毒的食物，飲食不得過量，咀嚼要細、吞嚥要緩，飯後要漱口、要散步，睡眠時不要張口、不要蒙頭。他提出的這些細微、具體的要求，都是符合科學道理的。他以自己超乎常人的壽命，證明了他的養生理論不是妄說，而是真詮。

　　孫思邈對張仲景的《傷寒論》也有較深入的研究。他研究的方法是「方證同條，比類相附」，也就是說將《傷寒論》的所有條文，分別按方證歸類。他強調：「夫尋方之大意，不過三種：一則桂枝，二則麻黃，三則青龍。此之三

方，凡療傷寒，不出之也。其柴胡等諸方，皆是發汗吐下後不解之事，非是正對之法。」孫氏研究仲景傷寒論的學說和方法，後由成無己、方有執、喻嘉言發揮為「三綱鼎立」學說，在醫學史上產生了深刻的影響。

由於歷史時代的侷限和宗教思想的影響，孫思邈在其著作中還收入了基本上屬於鬼神迷信的「禁經」。另外，由於他採集諸家之說，往往兼收並蓄，以致前後矛盾，所引用的材料也大多不注出處，實乃美中不足。但孫思邈的一生絕不因此而減色，他對中國醫學發展的貢獻仍是非常突出的，他將永遠受到人們的紀念和崇敬。正因為如此，在他的故鄉，陝西耀縣，自宋以來幾乎是年年有紀念會。那裡有歷代碑石林立，傳頌著他的功名和業跡。

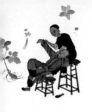

# 第三章　隋唐醫學

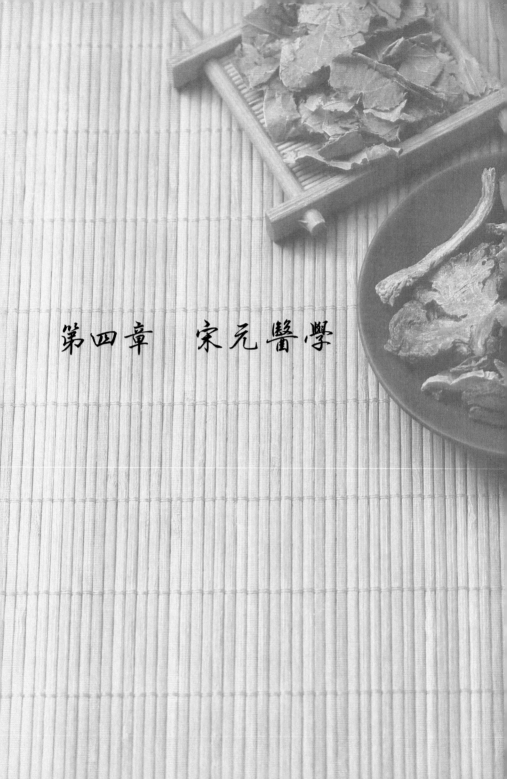

第四章　宋元醫學

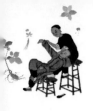

# 第四章　宋元醫學

## 政府創設校正醫書局

　　四大發明之一的印刷術，雖然在唐代已經發明，但當時主要用於佛經像的印製，醫學書籍仍然只能靠學者們手寫傳抄。到了宋代，由於印刷術的改進和造紙術的進步，才給醫藥學書籍的大量印刷創造了良好的條件。宋代政府從全國徵集到大批醫藥古典書籍，其中不少由於千百年輾轉傳抄，以及戰火、蟲蛀、脫簡等原因，已經散亂或殘缺不全了，迫切需要進行一次系統的校勘和整理。因此，宋政府採取了許多積極措施，使這一重要事業得以順利進行，並取得十分顯著的成就。例如；開寶四年，皇帝發布「訪醫術優長者詔」以集中著名醫學家；太平興國六年發布「訪求醫書詔」，大量「購求醫書」，並明確規定凡獻書在兩百卷以上者，均給獎勵；西元 1062 年，宋政府又下令全國，再次徵集醫藥書籍，並令醫學家、目錄學家於國家圖書館內予以整理。《宋史‧藝文志》等所收載的醫藥衛生保健書目達 590 部，3,327 卷之多。這些措施使國家藏書在多年戰亂之後，又達到了更加豐富的水準。為了能使如此眾多的醫藥書籍更多地為宋代的醫藥衛生事業服務，他們召集知名醫學家在全面整理編目的基礎上，於西元 1057 年由政府正式下令在京城設立了「校正醫書局」，這是中國醫學發展史上的創舉。一批頗有校讎專長

和精於醫學的專家被調集「校正醫書局」，這些專家有：

掌禹錫，字唐卿，今河南鄲城人，地理學家，兼通醫藥學，尤精本草，以校正補註本草而著名於世。

林億，北宋著名醫學家，校正醫書局的主力之一，為十部古典醫書之校正做出了重要貢獻，尤以校正《素問》一書為最，采數十家之長，端本尋支，溯流討源，改錯凡 6,000 餘字，增注計 2,000 餘條，使《素問》原貌基本重顯於世，為千餘年來讀者所享用。

高保衡，宋神宗時國子博士，精通醫學理論，深明方藥知識，在校正《素問》、《脈經》等理論典籍中頗多貢獻。

孫奇、孫兆，今河南孟縣人，著名醫學家尚藥奉御孫用和之長子、次子。奇、兆繼承家學，通經學，精醫方，以醫聞名，皆登進士第，孫兆曾作過尚藥奉御丞。二人對《素問》、《傷寒論》等研究尤精。

秦宗古、朱有章、錢象先、范鎮等，也都曾在「校正醫書局」任職，做出了一定的成績。

「校正醫書局」先後經過十個寒暑，在以上名家的辛勤勞動下，終於完成了《素問》、《傷寒論》、《金匱要略》、《金匱玉函經》、《針灸甲乙經》、《脈經》、《諸病源候論》、《備急千金要方》、《千金翼方》、《外台祕要》等十部宋以前最富有代表性的醫學巨著的系統校正和印行。這

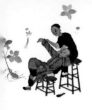

是一項非常重大的成就，對中國醫學發展的繼往開來發揮了重大的作用。近千年來，特別是今天，我們學習中醫、研究中醫，沒有不以這十部醫書為重要參考者。因此，正確評價「校正醫書局」，給予應有的歷史地位，這是完全應當的。一段時間曾因有統治者支持而不作實事求是的評價是很不客觀的。

　　林億等人在其所校正醫書的序文中，指出宋仁宗、宋英宗等對「校正醫書局」的成立，曾有過多次過問並提出具體要求，採取了積極措施，除前已述及者外，還有「嘉中，仁宗念聖祖之遺事」，「國家詔儒臣校正醫書，令取《素問》、《九墟》、《靈樞》、《太素》、《千金要方》、《千金翼方》、《外台祕要》諸家善書校對」。林億所強調者，也正說明當時的統治者對校正醫書確曾是積極支持和十分重視的。連繫徵集和校正醫書之前前後後，我們應當給予宋太祖、宋仁宗等皇帝在發展醫藥學方面的作用以正面的評價。

## 整理刻印醫方巨著

　　晉唐時期，為醫學家和病人提供疾病治療方法和處方用藥一類的集子大量出現，其中頗多編者個人的心得體會。《千金方》與《外台祕要》是集諸家醫方之大成者，所收各家醫方數以千計。到了宋代，大型方書之編纂工作，已非個

人力所能及，政府比較重視和支持，並以官方的力量，組織學有專長的名家，進行著巨大醫方的編纂整理。例如《太平聖惠方》、《和濟局方》、《聖濟總錄》等，反映了宋代在醫方整理和研究方面的巨大成就。

《太平聖惠方》是宋王朝組織編纂的第一部大型方書。據《宋史》記載，宋太宗趙炅（匡義），素喜醫術，曾收藏經過應用的有效的醫方一千餘首，於太平興國七年，下詔翰林醫官院（類似現代的醫學科學院）向全國徵集有效醫療處方，又得到各醫學家應用之效驗方或家傳效驗方一萬餘首，遂命尚藥奉御王懷隱等編《太平聖惠方》。王懷隱，今河南商丘人，精醫藥，曾為道士，於西元976年奉詔還俗，充任尚藥奉御，為皇室醫藥保健服務，後晉升為翰林醫官使。西元978年奉命與翰林醫官院副使王、鄭奇和醫官陳昭遇等，共同編纂此書。淳化三年編成《太平聖惠方》一百卷，宋太宗御製序文，並經政府刻本刊行。此書分為1,670門，收載醫方多達16,834首，內容頗為豐富。每一門類，均以《諸病源候論》的病因、病理和症候等醫學理論為綱，其後附錄所彙集的有效方藥，是一部理論連繫實際，具有理、法、方、藥完整體系的醫方著作，很有臨床實用價值，影響極大。西元106年，經何希彭選其精要，輯成《聖惠選方》，作為學習醫學的教材應用了數百年，足見其影響之大和深遠了。

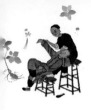

## 第四章　宋元醫學

　　《和劑局方》是宋代由政府創辦的專營藥物買賣的「和劑局」（原名賣藥所）配製成藥的處方集。和劑局成立之初，所用方劑「或取於鬻藥之家，或得於陳獻之士，未曾考訂，不無舛訛」。甚至藥味脫漏、分兩差錯者時有所聞。宋王朝得知此情之後，便下詔書，遴選醫家，進行刊正。在太醫令裴宗元、提轄措置藥局陳師文、陳承等人的主持下，校正、編撰《和劑局方》。裴宗元，原為江浙一帶名醫，西元1107至1110年間，任奉議郎、太醫令兼措置藥局檢閱方書等職。陳師文，今浙江臨安人，曾任尚書庫部郎中、提轄措置藥局等職。陳承，今安徽貴池人，曾任將士郎措置藥局檢閱方書等職。他們用一年多的時間，撰成《和劑局方》共五卷，收載醫方297首，成為和劑局製劑的規範。其後，該方書經過多次增補，內容日益豐富，西元1151年，又經許洪校訂，改名為《太平惠民和劑局方》，頒行全國，元建安宗文書堂鄭天澤刻之《太平惠民和劑局方》是中國也是世界上最早的國家藥局的成藥處方集之一。該書由五卷增至十卷，載方達788首，每方之後，除藥物組成及主治病症外，還對藥物之炮炙和藥劑配製方法作了詳細說明，在推廣成藥方面具有重要意義。該書所收載的方劑多為丸、散劑型，便於保存以備隨時取用，很受大眾歡迎，所以影響極大，甚至有「病者持之以立命，世人習之以成俗」的高度評價。長期的實踐

證明，《和劑局方》中的許多方劑都是確有實效的，所以至今仍為臨床醫學家所常用。但也不能否認，該書也確實收錄了一些藥味龐雜的方劑，對療效的記述也有過於誇張的缺點，加之用藥存在著偏於溫燥的傾向，因此用者若不詳辨疾病之症候，一味生搬硬套，則流弊難免。元代朱丹溪撰《局方發揮》給予批評，使之能更好地為人們按具體病症檢方應用。

《聖濟總錄》是宋代最大的一部方書。宋徽宗時，由統治者組織醫學家廣泛徵集歷代方書和民間有效方藥，於西元1111 年開始，歷時 7 年編成，全書共兩百卷，分為 60 門，載方約兩萬首，對前代方書幾乎囊括無遺。該書每門之下分列若干證，每證之首，先論病因病理，次述治法方藥，綜括內、外、婦、兒、五官、針灸、正骨等 13 科，內容極為豐富。

《聖濟總錄》是一部醫方全書，故對宋代盛行的醫學理論——運氣學說，也作了系統的論述，體現了官方對該學術思想的重視和推崇。這裡我們引用宋徽宗御製序的一段話，可知其對醫藥之修養和對五運六氣學說的重視，他說：「生者，天地之大德；疾者，有生之大患；方術者，治疾之大法。」「朕憫大道之鬱滯，流俗之積習，斯民之沉痼，庸醫之妄作，學非精博，識非悟解。五運之數，六氣之化，莫

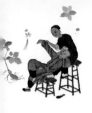
索其隱，莫擬其遠，日寒日熱，寒熱之相搏，差之毫釐，失
以千里。」「朕作總錄，於以急世用，而救民疾，亦斯道之
荃蹄雲耳。……御五行之數，運六氣之化，以相天地，以育
萬物，至於反營魂而起當生者，豈細事哉，蓋有來者焉。」
《聖濟總錄》編成後或未及印行，京城開封已陷落金人，其
書版也被金人運走，至金代大定年間始刊行於世。因此，南
宋醫學家的著作中沒有能引用該書之內容者。其後，元大德
再印，該書才逐漸在全國流傳，對中國醫學的影響也逐漸
擴大。

## 解剖人體和繪製解剖圖

中國解剖學起源較早，《內經》中對人體內臟特別是消化
管道的大小、形狀、重量和容量等已有了比較正確的記述。
《漢書·王莽傳》中記載了一項明確以發展醫學為目的的人體
解剖活動：「莽誅翟義之徒，使太醫尚方與巧屠共刳剝之，度
量五臟，以竹籤導其脈，知所終始，云可以治病。」這次解剖
不僅度量了腑腑的大小，還注意探查了血管的走行方向，這比
歐洲以動物為解剖對象進行此項研究顯然要高明得多。

宋代人體解剖學有了進一步的發展，其主要代表是出現
了兩種解剖圖譜，即吳簡的《歐希範五臟圖》和楊介的《存
真圖》。

　　《歐希範五臟圖》已佚，其全貌不得而知。不過從僧幻雲《史記標註》所引《存真圖》中楊介的追述，尚可了解該圖的梗概：「楊介曰：宜（州）賊歐希範被刑時，州史吳簡令畫工就圖之以記，詳得其證。吳簡云：凡二日剖歐希範等五十有六腹，皆詳視之。喉中有竅三，一食、一水、一氣，互令人吹之，各不相戾。肺之下，則有心、肝、膽、脾；胃之下，有小腸；小腸下，有大腸。小腸皆瑩潔無物，大腸則為滓穢。大腸之傍則有膀胱。若心，有大者、小者、方者、長者、斜者、直者、有竅者、無竅稈，了無相類。唯希範之心則紅而硾，如所繪焉。肝則有獨片者，有二片者，有三片者。腎則有一在肝之右微下，一在脾之左微上。脾則有在心之左。至若蒙干多病嗽，則肺膽俱黑。歐詮少得目疾，肝有白點，此又別內外之應。其中黃漫者，脂也。」歐希範，廣西宜州人，本為書生，通曉文字，桀黠多智，曾任推官，慶曆年間，因參加叛軍，被官兵誘殺。楊介後此五十餘年繪《存真圖》時，當見過《歐希範五臟圖》，其所引吳簡的話，也許是吳簡在《五臟圖》中所說。從吳簡的敘述看，當時對於臟腑的位置及其比鄰關係都有了基本正確的認識，最可貴的是記載了「蒙干多病嗽，則肺膽俱黑。歐詮少得目疾，肝有白點」，這顯然是中國早期的病理解剖學的萌芽了。雖然病嗽與肺膽變黑，目疾與肝生白點未必直接相關，但這種探

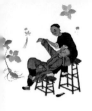

索「內外之應」的思考方法卻很有進步的意義。

　　楊介，字吉老，泗州人，以醫術名四方，他所校訂的《存真圖》也已佚失了。僧幻雲《史記標註》引《存真圖》云：「楊介曰：……崇寧年間中，泗賊於市，郡守李夷行遣醫並畫工往觀，決膜摘膏，曲折圖之，得盡纖悉。介取而校之，其自咽喉而下，心肺肝脾膽胃之系屬，小腸，大腸腰腎膀胱之營疊其中，經絡聯附，水谷泌別，精血運輸，源委流達，悉如古書，無少異者。」這段話中，對於臟腑的解剖位置未予詳細具體的說明，因而不能清楚地反映《存真圖》的解剖學水準，但該圖繪於《歐希範五臟圖》之後 50 餘年，參照《歐希範五臟圖》的可能性是很明顯的，所以較前當有進一步的發展。趙希弁評價說：「比《歐希範五臟圖》過之遠矣，實有益於醫家。」此言大抵可信。

　　宋代的兩部解剖繪圖都沒有流傳下來，其部分內容卻保留在後世的其他醫書之中。例如元代孫煥在一二七三年重刊《玄門脈內照圖》時，對《存真圖》的圖譜進行了部分轉述；另外，朱肱的《內外二景圖》、高武的《針灸聚英》、楊繼洲的《針灸大成》等，都曾引用了《存真圖》的資料。這說明楊介的《存真圖》對後世醫學家曾有過較明顯的影響。元明時期醫學書籍中的臟腑經絡圖、明堂圖等，是我們了解宋代兩部人體解剖圖繪製水準的一個很有價值的參考。

# 針灸發展與鑄造針灸銅人

　　北宋初，除皇甫謐的《黃帝針灸甲乙經》一書外，還有《黃帝明堂偃側人形圖》等一類針灸明堂書流傳於世。但是，由於年代久遠，其中圖形描繪及文字敘述都有不少的錯誤和欠確之處存在，正所謂「去聖寖遠，其學難精，雖列在經訣，繪之圖素，而粉墨易糅，豕亥多訛」，「平民弊而莫贖，庸醫承誤而不思」。為了改變上述在針灸學上之混亂狀況，宋政府「命百工以修政令，敕太醫以謹方技」。有見於針灸之法，人命所繫，日用尤急，所以要求首先糾正針灸書中之舛謬，以便針灸醫家有所遵循。宋仁宗趙禎於天聖初年詔令翰林醫官院醫官、尚藥奉御王唯一，考次針灸之法，繪製針灸圖經，鑄造針灸銅人，作為針灸之準則。

　　王唯一，又名唯德，宋代著名針灸學家，曾任醫學研究機構翰林醫官院醫官、為王室服務的殿中省尚藥奉御等醫藥要職，他對古醫書中之有關針灸理論、技術、明堂圖經等有著深入的研究。因此，在他奉宋仁宗詔書之後，又進一步對人體解剖、腧穴位置、經絡走行、針灸主治等，竭心精意地進行了更深入的考察，系統總結了歷代醫學家對針灸穴位、主治等反覆實踐的豐富經驗，刪節迷信之說，增加古今治驗，撰成《銅人腧穴針灸圖經》三卷。於西元 1026 年呈宋仁宗，次年由翰林醫官院刻印刊行。宋仁宗看後認為「經書

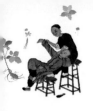

# 第四章　宋元醫學

訓詁雖精，而學者執之多失」，指出「傳心豈如會目，著辭不若案行」，於是「復令創鑄銅人為式，內分臟腑，旁註溪谷，井滎所會，孔穴所安，竅而達中，刻題於側，使觀者爛然而有第，疑者渙然而冰釋」。王唯一據此要求，又設計鑄造針灸銅人兩具。這兩具銅人，大小與人體相當，於西元1027年鑄成由翰林醫官院上於宋仁宗，趙禎詔令一置翰林醫官院，一置大相國寺仁濟殿中。

　　中國歷史上鑄造銅人之舉雖然早已有之，但在普及和推廣針灸醫學並使經絡穴位規範化方面，鑄造針灸腧穴經絡銅人確以宋代王唯一的創造為最早。根據文獻記載，王唯一設計鑄造的針灸銅人，體同成年男性，軀體外殼可以拆卸，胸腹腔能夠打開，腔內五臟六腑可見，而且位置、形態、大小比例也較合理；體表則精刻人體十四條經絡循行路線，各條經絡之上的穴位悉備，並各註明穴位名稱，尺寸比例正確，各與體腔相通。針灸銅人是中國針灸醫學教學最早而且是最珍貴的教學模型。平時，它發揮著穴位規範化的作用，教學時它是針灸學生等學習針灸經絡穴位的依據。根據文獻記載：考試醫學生時，體表塗臘，使經絡被覆蓋，孔穴被堵塞，然後再向體腔內注入水銀（一說注入水），令被試者針灸，若取穴刺之有誤，則針不能入；如果取穴正確無誤，則針從孔穴刺入體腔內，拔針後水或水銀即可從針眼中射出。

設計如此精巧科學，實屬罕見。有了這樣高級的教具，無疑大大方便了針灸教學，從而對統一穴位和促進針灸學術的發展，也發揮了巨大的作用。

兩具針灸銅人鑄成後，頗得世人之注目。十二世紀中葉，宋金戰爭宋人失利，在宋金議和時，金人即以索取針灸銅人作為一項議和的條件，可見金統治階級是如何看重針灸銅人。元代至元年間，由於元朝定都北京，將宋針灸銅人從河南開封移至北京。由於宋銅人已經歷兩百來個寒暑，其形像已經昏暗，穴名或已不清，或有缺損。至西元 1265 年，為了修復針灸銅人，曾請尼泊爾匠人阿尼哥對針灸銅人進行修整。經過修復後，其形象「關鬲經脈皆備，金工嘆為至巧」，說明這位尼泊爾工匠的技術也是很高明的。修復後的宋針灸銅人，經近 200 年，其孔穴經絡又已昏暗難辨，明代正統八年，明英宗朱祁鎮曾組織金工範銅仿作，「加精緻焉，建諸醫官，式廣教詔」。從此之後，就難以尋找宋代針灸銅人蹤影的文獻記錄了。明代高武，字梅孤，今浙江鄞縣人，著名針灸學家，於 16 世紀中葉著有《針灸節要》、《針灸聚英》（又名《針灸聚英發揮》）等書，並鑄造男、女、兒童針灸銅人各一具，作為定穴學習針灸的標準。此後，針灸銅人的鑄造便由官府逐漸向民間發展，銅人也日益增多。現日本皇宮博物館和俄羅斯列寧格勒博物館各收藏一具中國

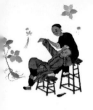
針灸銅人，有學者認為即宋代針灸銅人，但也有人考察後認為，確是中國鑄造的（日本有人報導其皇宮博物館銅人是日本鑄造的）。可是並非宋針灸銅人。本世紀七十年代，中國中醫研究院中國醫史文獻研究所與南京醫學院，曾考證歷史資料，用電解銅復原宋針灸銅人，現收藏於該研究所中國醫史博物館。近另有開封市復原宋針灸銅人，擬歸大相國寺供遊人蔘觀。

王唯一《新鑄銅人腧穴針灸圖經》共記載腧穴 657 個，其中青靈、厥陰俞、膏肓俞、靈台、陽關等穴，是王唯一總結宋代針灸學家常用孔穴而新增加的，因為這些穴位在《針灸甲乙經》一書中尚未收載。關於穴位的排列方法，王唯一兼采《針灸甲乙經》和《千金方》之長，除四肢仍按十二經次序排列外，軀幹穴位則分為偃、伏、側、正四個方面進行敘述；頭部、面部、肩部、側頸項、側腋、側肋等，則按部位論述。這樣的敘述既能使人了解古代經絡系統，又有一定規律，且便於學習記誦和臨床取穴，很是實用。書成後即由翰林醫官院刊刻印行，由政府頒賜於各州。同時，除鑄造銅人外，還將《新鑄銅人腧穴針灸圖經》的經絡腧穴圖刻於石碑，立於大相國寺仁濟殿，如此既可作為法定標準，學習之教具，而且可以避免傳抄之誤。本世紀 60 年代，北京西直門甕城出土的針灸腧穴經絡圖殘碑，圖形內容很似宋代石刻，

該碑或為元代與銅人同時運至北京者。

　　以上我們僅就皇帝和政府設立醫藥衛生機構，在發展醫藥衛生方面取得的諸種重要成就作了一些簡要的論述，足以說明宋代官府是很重視醫學發展的，所有這些措施和成績，確實也對中國醫學的發展做出了顯著的貢獻，這是個人之力所難以實現的，是政策促進醫學發展的一個有說服力的證據。當然，宋代絕非只有官府對發展醫學發揮了作用，許許多多個體醫學家也以自己的學識、財力和物力對醫學的發展做出了可貴的貢獻。

## 婦產科學的發展

　　宋代婦產科有了長足的發展，伴隨著婦產科理論研究和臨證經驗的累積，產生了像陳自明《婦人大全良方》和楊子建的《十產論》這樣在中國婦產科學史上影響很大的婦科專書和產科專書。

　　陳自明，字良甫，今江西撫州人，世醫家庭出身，博學多識，曾任建康府（今南京）明道書院醫學教授，精通婦科和外科學術。由於宋代太醫局創設婦產科而缺少專著，他系統總結前人經驗和理論成就，結合家傳和自己的臨證經驗，於西元 127 年編成中國現存最早的一部婦產科專書《婦人大全良方》。

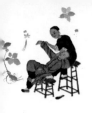

《婦人大全良方》，由於刻刊較多，書名也較混亂，如《婦人良方》、《婦人良方大全》、《婦人良方集要》等，全書二十四卷。陳自明參考宋以前婦科文獻30餘種，採摭諸家之善摘而用之，並附以家傳之經驗，分為調經、眾疾、求嗣、胎教、候胎、妊娠、坐月、產難、產後等門，每門之下又分若干病症，每病症之後列舉方藥，計兩百餘論，分述各種疾病病因、症候、治法與方藥，內容多切於臨床實用。

《婦人良方》一書中之調經、眾疾、求嗣等門屬婦科，主要論述了月經的生理、病理等。例如對月經不調、閉經、月水不斷、暴崩，崩中帶下、痛經等，均有比較詳細的論述。在治療上很重視調經，他認為「經脈不調，眾疾生焉」。因此，他提出溫經、通經、調和榮衛和滋養血脈等法。在求嗣門中，論述了受孕的時間問題，認為月經淨後一到六天容易懷胎，過六天後則不易成胎。這只是經驗之談，與現代醫學關於排卵期的認識不相一致，至於其立論依據，則有待於進一步探討。

該書之胎教、候胎、妊娠、坐月、產難、產後諸門則為產科內容。在產科的論述中，陳自明提出：若月經三月不行者，就應當考慮妊娠的可能；為了確定是否妊娠，他使用艾湯調川芎末內服以驗胎動的妊娠診斷方法是比較科學的。在胎教門中，他認為父母對子女的教育，不是開始於學齡時

期，也不是始於嬰幼兒時期，而是應當從母體妊娠之日起，就應當注意教育，所以他命名為胎教。他強調母親在懷孕期間，應當注意調攝精神情志，注意飲食勞逸，認為這些都會對胎兒有所影響。因此，他列舉了妊娠禁忌藥物，對於可能會產生吐、瀉作用的牛膝、三棱、干漆、大戟、黎蘆、巴豆等都提出應予禁服，陳氏更明確強調孕婦應禁酒等。所有這些都是出於對胎兒正常發育的保護。因為，這些藥物對子宮平滑肌是有興奮作用的，其毒性也可能對胎兒發育造成影響，甚至引起畸形。中國胎教學說的發展，不但強調妊娠期的飲食營養、起居勞逸，更有意義的是強調母親情志愉快，不要暴怒癲狂等，還要聽喜愛的音樂，看有興趣的戲曲，這對胎兒之正常發育必定是有益而無害的。

我們還要指出，陳自明作為一位婦幼保健學者，他承繼了中國提倡晚婚以強壯民族素養的傳統主張，正如他所強調：「男雖十六而精通，必三十而娶，女雖十四而天癸（月經）至，必二十而嫁。皆欲陰陽完實，然後交而受孕，孕而育，育而子堅壯強壽。」陳氏上述論述是十分科學的，這對我們現代人仍有著可貴的指導意義。

除上述真知灼見令人欽佩外，陳氏關於「世無難治之病，有不善治之醫；藥無難代之品，有不善代之人」的論述也頗富哲理。他對醫、藥學家提出了很高的要求，也反映了

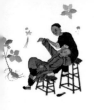

# 第四章　宋元醫學

他在醫療實踐中敢於向難治之病挑戰，又善於靈活選擇用藥的膽識和才能。

楊子建，早於陳自明一百餘年，他的《十產論》約成書於西元 1098 年，是一部產科學專門著作。所謂十產，是楊氏總結的十種正常和異常的胎兒分娩類型，即：正產，指正常分娩；傷產，指未足月產或催產過早者；凍產；熱產；橫產，指肩先露；倒產，指足先露；偏產，指額先露；坐產，指臀先露；礙產，指臍帶攀肩；盤腸產，指子宮脫垂。楊氏的概括是相當全面的，他幾乎對各種難產的敘述都涉及到了。楊子建《十產論》中詳述了各種難產的診斷要點和助產方法，尤其是他所描述的轉胎手法，是產科學史上異常胎位轉位術的最早記載。例如肩先露的橫產轉位手法，他敘述說：「凡推兒之法，先推兒身令直上，漸漸通以中指，摩其肩，推其上而正，漸漸引指攀其耳而正之。俟其身正，門路皆順，煎催生藥一盞，令產母服後，方可使產母用力，令兒下生，此名橫產。」又如：「礙產者，言兒身已順，門路已正，兒頭已露，因兒轉身，臍帶拌其身，以致不能生。」很明顯，楊氏所敘述者是臍帶拌肩不能生下的難產。那麼，作為產科之助產人員如何排除這一難產呢？楊子建也作了很具體的論述，他說：「令產母仰臥，產婆（助產士）輕手推兒向上，以中指按兒肩，脫臍帶，仍令兒身正順，產母努力，

兒即生。」以上所舉兩例難產之解除方法，都是符合現代產科學的基本要求的。陳自明《婦人大全良方》「難產門」的內容基本上引白楊子建撰的《十產論》，可見其影響是很大的。現代產科學傳入中國後，一概排除了中國世世代代流傳下來的助產技術，不知其中尚有許許多多現代產科學所不能替代的科學內容。古人的正確認識和方法，應該在深入研究和對比中予以選擇和繼承。

## 蒙古族醫學

西元 10 世紀末，蒙古族逐漸強大，13 世紀初由成吉思汗統一了大漠南北，並於 1206 年在斡難河畔建立了蒙古帝國，推動了蒙古社會的發展。隨著國內各兄弟民族之間科學文化和醫藥衛生的交流，與歐、亞、非各國之間的貿易交往也更加頻繁。在這樣形勢下，處於萌芽時期的蒙醫藥學也進入到一個新的發展時期，蒙醫臨床醫療經驗有了進一步的豐富和發展，並不斷地總結和提高，從而產生了初步的醫學理論，逐漸形成了富有蒙古草原疾病特點和蒙族醫療特點的蒙醫藥學。

蒙醫學在初級階段以蒙醫正骨、蒙古灸療、刺血治療、外傷治療、食飲治療、馬奶酒療法以及動物藥療法等醫療技術為特點，經驗豐富，但理論缺無。同時，此期的蒙醫學尚

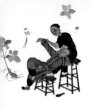

# 第四章　宋元醫學

未與巫醫巫術決裂，在人群中，甚至在最高統治階層，巫術和祈禱在人們的意識和日常生活中仍然占著重要的地位。例如「太宗不豫暴瘖，六月疾甚，師巫言：『全國山川神以我殺戮過多為祟，非犧牲所能禳，唯子弟可以代之』，拖雷乃禱於天，請以身代，取釁祓之水而自飲焉，數日太宗疾果瘳」。如此求病癒者在大臣及皇族之中屢見不鮮。以下我們先介紹一些蒙醫治療外傷、骨傷以及由此引起的休克搶救技術，這些療法有著十分顯著的蒙族和地方特色。

有這樣一件故事，西元 1262 年，蒙古軍匣剌在作戰中，「矢鏃中左肩不得出，欽察惜其驍勇，取死囚二人，到其肩，視骨節淺深，知可出，即為鑿其創，拔鏃出之，匣剌神色不為動」（《元史》）。這種實驗研究性的手術確是很不人道的，但為了搞清局部解剖，探索剔除矢鏃的可靠方法和技術，不能不說是一項非常可貴的實驗研究，而且對指導正確手術總結出科學的經驗很有必要，這說明蒙醫學的外科手術已有了很明顯的進步。

蒙古醫士急救外傷休克的技術也是很高明的。這裡僅據《元史》的三個病例加以說明。「布智兒從征回回怛羅斯等國，每臨敵必力戰，嘗身中數矢，太祖親視之，令人拔其矢，流血悶僕幾絕（外傷流血過多引起的休克）。太祖命取一牛，剖其腹，納布智兒於牛腹，浸熱血中，移時遂蘇」

（《新元史・布智兒傳》第二十六）。又如「進攻沙洋新城，炮傷左脅，破其外堡」，「復中炮，墜城下，矢貫於胸，氣垂絕，伯顏命剖水牛腹，納其中，良久乃蘇」。在《元史・謝仲溫傳》第五十六也有關於搶救外傷休克的記述：「從攻西京，睦歡力戰先登，連中三矢，僕城下，太宗見而憐之，命軍校拔其矢，縛牛剖其腹，裸而納諸牛腹中，良久乃蘇。」以上三個病例，都是對因為外傷、箭傷等所造成的休克進行急救的如實記錄，而且都是使用剖牛腹，將休克患者納入牛腹的方法。這種方法很有一些科學道理。因為，在戰場上，將休克患者立即放入溫度適宜的牛腹內，避免了寒冷和過多移動患者可能造成的刺激，對復甦是非常有利的。令人感興趣的是，這種急救技術在當時蒙古族可能已是相當普及的急救常識。這三例患者的搶救，一例是在元太祖成吉思汗的建議下採取的急救方法；一例是在元太宗窩闊台的建議下採取的急救措施；一例是在元代著名大將伯顏的建議下採取的急救技術。雖然各出不同時期，不同人，不同地點和患者，但其方法和內容幾乎完全相同，這足以說明戰場中休克的急救方法和技術，已為最高統治階級所普遍掌握了，其普及的程度已可想而知。這種方法，從文獻記錄看，在蒙醫學史上至少應用了四五百年之久。

　　蒙醫學中除上述之外傷急救外，正骨技術也是比較進步

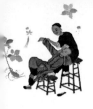

的。一般認為：《回回藥方》中之正骨、骨外傷手術等，危亦林《世醫得效方》中的正骨、脫臼之治療原則等，李仲南《永類鈐方》中的骨傷科處理措施等，都或多或少吸收和借鑑了蒙古族正骨醫士的經驗和技術。

隨著蒙族醫學與內地和藏族醫學的交流，蒙族醫學家也越來越多地攻研漢族醫學與藏族醫學，他們的著作雖以漢族醫學或以藏族醫學為其基本內容，但同時也反映出濃厚的蒙族醫學的特點。例如：忽公泰，字吉甫，元翰林學士，著有《金蘭循經取穴圖解》一書，該書繪有臟腑前後圖，手足三陰、三陽圖，以及十四經絡流注等，各為註釋，並附圖，對當代針灸學家及後世針灸學家有過不少的影響。忽思慧著《飲膳正要》三卷，從該書之進書序可知，作者還有普蘭奚。該書內容包括蒙、漢、回、藏等各民族人民常用食物和食譜，分為養生避忌、妊娠食忌、乳母食忌、飲酒避忌、聚珍異饌、五味偏走、食療諸病、服藥食忌、食物利害、食物相反、食物中毒等專門章節，而且還插入很多精美的圖畫。細讀之，如馬思哥油（白酥油）、西蕃茶（酥油茶）、回回豆子（豌豆）、阿拉吉酒、塔剌不花、阿八兒忽魚、哈昔泥……等，明顯地反映出該書與蒙、藏族之飲食營養有著很密切的關係。沙圖穆蘇，一作薩德彌實，曾撰有《瑞竹堂經驗方》十五卷，從輯佚本可知其內容豐富，而且也很富有北

方各民族的用藥特點。

　　蒙族，或其他少數民族在元代任職回回藥物院、廣惠司、太醫院、御藥局、官醫提舉司者也很多，有些知其精於醫學，有些則不得而知。例如：田闊闊為尚藥奉御，齊揖為太醫，野裡牙為太醫院使，答裡麻授御藥院達魯花赤。又如劉哈喇八都魯，「河東人，世業醫，至元八年世祖駐蹕北海，以近臣言得召見，……初賜名哈喇幹脫克赤，擢太醫院管勾」。該人以弓法和為王妃療疾得愈，升長史。

　　元統一中國後，在醫療衛生管理上採取了較宋代更為完善的機構和管理制度，這是適應各民族和內外醫學交流需要而誕生的，此刻已不能稱之為蒙族醫藥衛生了，這個道理是很易明瞭的。

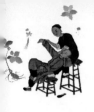

# 第四章　宋元醫學

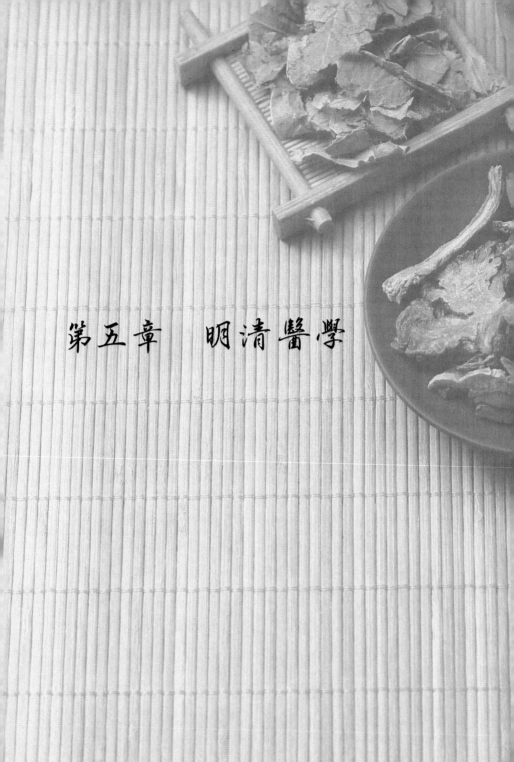

第五章　明清醫學

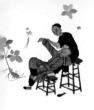

# 李時珍的傑出成就與《本草綱目》

李時珍，字東璧，號瀕湖，湖北蘄春縣人，中國著名於世的藥學家、醫學家。李時珍出身於一個醫學世家，父親李言聞是當地名醫，李時珍受父醫藥學家李時珍親的影響很深，從小即喜愛醫藥知識的學習，但父親希望他攻讀四書五經以求仕途。李時珍在父親的嚴格督促下，精讀經史之書甚勤，但卻無心功名利祿。及長，他更加用心於醫藥學之研討學習。父親也不得不接受時珍的志願，便將自己一生臨床治病的經驗傳授給兒子。李時珍專心醫藥鑽研的志願得到父親贊同後，所有精力和時間幾乎都用於醫藥知識和相關學科的廣搜博採上。他閉門讀書達十年之久，因此，對史學、哲學、文字學、訓詁學等，造詣甚深，尤其對藥物名稱、藥性、藥效、炮炙、藥物資源，均有著深入而廣泛的研究。他在深入藥物之研究中，走出讀書室，躬身實踐，足跡遍及湖北、湖南、廣東、河北、河南、江西、安徽、江蘇等省。有關谷、菜、瓜、果類藥物的問題，就去向農夫學習；有關各種魚、鱗、介類藥物的問題，就去向漁夫請教；有關礦石類藥物中的問題，就去向手工業工人、採礦者詢問；有關蛇類藥物、獸類藥物中的問題，他就去向捕蛇人、獵人調查，數十年如一日，直至生命的最後一息。

　　李時珍治學態度嚴謹，除了深入實地進行調查核實外，還做了不少臨床藥理實驗、動物解剖和比較解剖等。如山茄花能使人笑，有麻醉作用，他採集後親自嘗試予以驗證。他為了訂正一味藥往往花費很大精力，如為了能區別蓬藟的五個不同品種，他親自採集，一一對比鑑別，並與《爾雅》所記述者進行對照，最後得出結論認為：「始得其的」，「諸家所說，皆未可信也」。他為了豐富自己的著作，不但對前人之本草廣收博採，還對當代人之用藥經驗進行總結，同時，還對國外傳入以及中國少數民族地區的醫療用藥經驗進行整理。因此，他的《本草綱目》記述了許多由亞、歐、非國家和地區傳入之藥物，經過他的努力，使中國藥用植物等新增加三百七十四種，達到一千八百九十二種，這一成就在中國藥物學史上可以說是絕無僅有的，作為個人尤為突出。

　　李時珍治學思想比較進步，他不迷信古人，敢於「發現前人未到之處」，因此，他在《本草綱目》的每一種藥物之下，幾乎都列有正誤一條，就是改正前人錯誤的內容。在這些正誤中，凝集著他一生之研究心得，無論是古人還是當代人，也不論是經典著作還是一般著作，只要他發現其中的任何錯誤，都給予批評指正，從不迴避矛盾。可貴的是，李時珍所作的結論，不論是正名、產地、藥性、氣味功效和採集、加工，其糾正、辨誤大多是言之有理，持之有故，而且

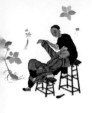

## 第五章　明清醫學

符合科學道理。他的正誤提高了中國藥物學的研究水準，有
著明顯的創造性，也說明他的自然科學知識淵博，鑑別能力
高超。

李時珍研究醫藥學的進步思想，還表現在對非科學的服
石以求長生不老的神仙術，持有堅決的批判態度。如在談論
古代金銀服石時批判說：「血肉之軀，水谷為賴，何能堪此
金石重墜之物，久在腸胃乎。求仙而喪生，可謂愚也矣。」
抱樸子云服食可成仙「亦方士謬言也，不足信」，為「邪
說」、「幻誕之談」。他還公然向藥物學的老祖宗──《神
農本草經》及著名煉丹家、醫藥學家葛洪宣戰，批評他們在
提倡服石追求長生不老方面」誤世之罪，通乎天下」。他指
出：這些藥物「治病可也，服食不可也」。

李時珍治學態度嚴謹，知之為知，不知為不知，凡經研
究者則力陳己見，所未能考察者則存疑待考，不作妄斷。所
以，他對許多未能深知的問題，則用「未審然否」、「亦無
所詢證，姑附於此，以俟博識」加以說明。這種科學態度和
實事求是的精神難能可貴，他對後人寄託的厚望和篤信，是
給予我們的有力鞭策和鼓勵。

李時珍對發展中國藥物學方面所做的卓越貢獻是有口皆
碑的。其實，他在醫療方面，發展切脈診斷方面，都有著出
色的成就。由於他的醫術高明，曾被召入太醫院為最高統治

集團治病。他醫療思想活躍，不但重視傳統的理法方藥理論，還很尊重金元四大家的醫學爭鳴論述，推崇張元素、李東垣的醫療思想，而且強調民間醫療經驗的總結，他將自己收集到的 11,096 個單方、祕方、驗方，各一一附錄於各該藥物之下予以論述，這也是他的一大創舉。他研究中藥學數十年，參考各種圖書 800 多種，撰成《本草綱目》五十二卷，集明代藥物學之大成。在診斷方面，他還撰有《瀕湖脈學》一書，發展了中醫診斷學。所著《奇經八脈考》一書，則是規範中醫經絡學說的一次有價值的努力。李時珍被譽為中國最著名的醫藥學家、世界著名的學者，當受之無愧。

《本草綱目》是李時珍的代表作，撰成於 1578 年，得知名人士文學家、南京刑部尚書王世貞作序，於 1590 年在南京刊行，即世之謂金陵版。李時珍之子李建元將此書進獻皇帝，聖旨：書留覽，禮部知道，欽此。書成後經兒子進獻雖已實現，但並未達到借朝廷之力予以推廣之遺願。可喜的是，《本草綱目》以其繼往開來的卓越成就迅即為醫藥學界讚賞推崇，金陵初刊後不到 7 年，即在江西刊刻了第二版。

《本草綱目》共五十二卷，收載藥物 1,892 種，繪製藥物圖 1,109 幅，附方 11,096 首。所收藥物以其天然來源及屬性為綱，分為十六部；在同一部下，則以相近之類別為目，更分為六十個類目，條分縷析，一目瞭然。李時珍的藥物

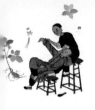

分類法在前人基礎上做出了創造性貢獻，有著相當高的科學價值。例如其所收之 1,094 種植物藥，是根據其根、莖、葉、花、果的特點，及其性味、形態、生長環境、習性與人類生活的關係等因素，加以綜合分析、歸納比較進行區分的。李時珍的動物藥分類法尤其具有較高的科學價值。書中把四百四十四種動物藥分成蟲、鱗、介、禽、獸、人等六部。其中蟲部所記述者相當於無脊椎動物；鱗部所記述者相當於魚類；介部所記述者有一部分爬行類和兩棲類動物；禽部所記述者則相當於鳥類；獸部所記述者係指哺乳類動物；人部是指人類。這樣的分類排列順序李時珍認為是「從賤至貴」。這個貴賤，既非藥用之經濟價值，也非動物體型之大小，而是指動物從簡單到複雜，從低級到高級的發展過程而言。有一個例子足可以證明李時珍所說的貴賤，確是對動物發展的一種肯定，絕非其存在的經濟社會價值。譬如封建社會至高無上的龍、鳳，均被列入低級的鱗、禽部。《本草綱目》對動物藥的分類，確已具備了生物進化的進步思想。《本草綱目》論述動物性藥物時還科學地指出：鳥產於林，故羽似葉；獸生於山，故毛似草，毛合四時，色合五方。充分論證了動物為求生存適應環境而變異的生物特徵。在有關家種、馴養時更指出：野生動物可以人工馴養，而家種植物伏於野生。實際上是對生物受到人工方法的干預而發生變異

和動物遺傳的某些特徵的有關認識。

　　《本草綱目》出版後，廣泛而深遠的影響確是醫藥學著作罕見者之一，「士大夫家有其書」並非過譽。與此同時，隨著該書之東渡和西傳，《本草綱目》在國外影響之大，可能是中國醫藥著作中之僅有者。

　　早在《本草綱目》刊印後 11 年，江西本就東渡日本，以「神君御前本」珍藏幕府首腦德川座右。西元 1614 年，日本著名醫學家曲直更得到金陵本。1637 年，日本便以江西本為底本翻印《本草綱目》。此間除了醫學家們競相傳抄外，刊刻之江西本、杭州本等先後有 8 次之多。另外，1699 年，岡本的《圖畫和語本草綱目》雖只載藥 1,834 種，然可算是日譯之始。此後，以日語編譯之作很多。1934 年東京春陽堂刊印的《頭注國譯本草綱目》精裝本十五冊，是日本全譯《本草綱目》的第一部。300 多年來，特別是近些年來，日本學者以《本草綱目》為課題的研究論文和著作真可謂雨後春筍，方興未艾。

　　《本草綱目》西傳，據現在所知，最早者可能是 18 世紀初。此後，《本草綱目》或帶到歐洲，或節譯介紹到西方。到十八世紀末，《本草綱目》被摘譯的西文本有英、法、德、俄等多種文本。《本草綱目》之中文本也同時相繼傳到歐美，英、法、德、俄、意、荷、瑞典、比利時分別藏有

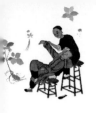

# 第五章　明清醫學

　　《本草綱目》的善本，如金陵本，江西本，張雲中本，太和堂本等等 10 多種。尤其是美國國會圖書館珍藏的首刻本金陵本，是經日本著名本草學家森立之批註過的，更為可貴。

　　《本草綱目》傳入歐美，不但使西方醫藥學界開擴了眼界，而且對其生物學之研究以及其他科學都發揮了很大的影響。19 世紀，聞名於世的英國生物學家 —— 達爾文，在其著名的進化論學說的發明上，從李時珍《本草綱目》中獲得了有益的思想養料。達爾文在《動物和植物在家養下的變異》一文中，談到雞的變種時指出：1596 年出版的《中國百科全書》（即指《本草綱目》）中曾提到過七個品種，包括我們稱為跳雞即爬雞的，以及具有白羽、黑骨和黑肉的雞。這段引文與《本草綱目》禽部之雞條所列舉之七種雞和烏骨雞論述完全一致。又如達爾文在論述金魚家化史所引《本草綱目》之依據，說明達爾文研究生物變異現象時，都曾從李時珍《本草綱目》中找到其進化論學說得以立足的歷史依據。英國以研究中國科學技術史而著名於世的李約瑟博士，高度評價說：無疑地，明朝最偉大的科學成就，就是李時珍的《本草綱目》。李時珍在和伽利略、凡薩利烏斯科學運動完全隔離的情況下，能在科學上獲得如此輝煌的成就，這對任何人來說都是難能可貴的。

　　李時珍已作為世界名人，由中國著名畫家蔣兆和所繪畫

像，懸掛在莫斯科大學。

　　的確，《本草綱目》在其成書後的四百年間，不但在一直發揮著廣泛和深遠的影響，就是在今天，在全球仍有著旺盛的生命力。

## 內科學之發展

　　中醫內科學按其傳統概念，既包括傷寒之證治，也包括一般雜病之診斷和治療，明代之後的溫熱病症也是內科醫師治療的範疇。有關傳染病方面我們在上節已作論述，此節我們將對傷寒學之發展作簡要述及，然後對雜病之發展情況作些重點介紹。

　　明代是研究醫聖張仲景《傷寒論》學說的重要時期，不同學派興起，代表人物有方有執、張遂辰、張志聰、王肯堂、李中梓等。其中方有執為明清研究傷寒學說的著名代表，他精心研討傷寒20餘年，倡導《傷寒論》錯簡重訂，為有名之三綱編次派，認為仲景學說因王叔和編次而改易，之後又由於源流已遠，其間時異世殊，又多蟲蛀而殘，後人編撰而亂，故主張必須重新考訂，以求不失仲景原意。方氏認為：六經以太陽為綱，太陽病又以「風傷衛，寒傷營，風寒兩傷營衛」為綱，即後世三綱鼎立之說。他調整篇目，重排條文，編成《傷寒論條辨》八卷。方氏關於傷寒之學說對清

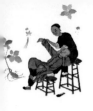

代傷寒學派之影響甚大。

　　其次，是以明末清初張遂辰、張志聰為代表的維護傳統學派，他們認為經王叔和編次的宋本《傷寒論》之三陰三陽篇，皆仲景原文，其章節起止照應，王肯堂謂如神龍出沒，首尾相應，鱗甲森然，絕非斷簡殘篇。甚至認為該書系醫學中的《論語》、《孟子》，不能增減一字，亦不可移換一節。可見其立論與方有執針鋒相對。張志聰乃張遂辰之學生，師生合作推行維護傳統之學說。張志聰不但推崇老師的《張卿子傷寒論》，還以章句法論證《傷寒論》聯貫井然，並無遺漏，他還批駁方有執等三綱編次派是舉一而廢百，反失仲景辨證心法。這一學派也對清代研究傷寒學派影響很大。

　　王肯堂雖然並非傷寒大家，但他的《傷寒準繩》，傾注了一生學《傷寒論》、研傷寒之說、治傷寒病、論傷寒學派得失的心血，亦為研究《傷寒論》之重要參考書，影響於後世者甚廣。王氏非常崇敬張仲景，他認為：兩千年來，其間以醫名世，為後世所師承者，未有不從仲景之書悟入。他尊仲景若儒門之孔子。他還認為傷寒法不但可以治療傳染病，還可以用以治療內科雜病，確是獨到見地。《傷寒準繩》是對仲景《傷寒論》的發揮和發揚的著作。該書首列序例入門，辨證內外傷，及類傷寒辨；其後則以傷寒總例居前，敘傷寒之四時傳變，及汗吐下法，又愈解死證，陰陽表裡，傷

寒雜病,類證雜論,察色要略:以下又分次論太陽病,陽明病……等。所以,汪琥認為「傷寒之書,至此可為詳且盡矣。」

內科雜病在有明一代亦甚昌盛,名家輩出,學派林立。首先,醫學家們在前代內科雜病進步的基礎上,更為重視辨證論治理論的運用。如孫一奎(字文垣,號生生子,安徽休寧人),在其著作《赤水玄珠》一書中強調:凡證不拘大小輕重,俱有寒熱、虛實、表裡、氣血八字,苟能於此八字認的真確,豈必無古方可循。樓英在其著作《醫學綱目》中指出:必先分斠氣血、表裡、上下、藏府之分野,以知受病之所在;次察所病虛實、寒熱之邪以治之。明代內科雜病學醫家、醫著,幾乎無不強調臨床之辨證論治以及理、法、方、藥之運用。兩相結合,是明代內科學家的一大特點。

明代著名內科雜病學家 —— 薛己,字新甫,江蘇吳縣人,世醫出身,他的著作《內科摘要》,是中國醫學史上以內科命名學科、書名之最早者。16 世紀初被選入太醫院作御醫,後被提升為太醫院院使,醫名鵲起,他除了恭身醫療實踐外,於著書立說孜孜不倦,所以他的知已好友敘說了薛已在家中「蓬頭執卷,抽繹尋思」的攻研醫理和埋頭於著述的情景。他的著作特點是每論均附有醫案,以臨床經驗之例證,說明理、法、方、藥的依據,既重視前人經驗理論的整

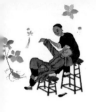

# 第五章　明清醫學

理，又著重自己的獨立見解，於內科雜病之發展頗多助益。薛己又是明代內科疾病治療倡導溫補學派的代表人物之一，其理論依據是，他們認為內科雜症多屬脾、腎虛損之症，故用藥處方多注重溫補藥物之應用。溫補學派除薛己外，還有著名醫學家孫一奎、張景岳、李中梓等，其影響十分廣泛而且深遠。

張景岳，名介賓，浙江紹興人。雖然致力於醫學研究較晚，但由於其刻苦過人，學術日精，醫名大振於時。張氏學術思想曾有過截然不同的轉變。最初，他十分推崇元代著名補陰學派創始人朱丹溪的「陽常有餘，陰常不足」的學說，但中年以後隨著自己學理的提高和臨證經驗的累積，轉而對老師的學說持批判的態度，晚年力主「陽非有餘，真陰不足」的理論觀點，認為人體虛多而實少。因此，在其代表著作《景岳全書》中，頗多「補益真陰，元陽」，「滋陰養陽」，「溫補脾腎」之論述。同時可見慎用寒涼和攻伐方藥之主張。他繼薛己之後而超出薛己之影響。

有關內科學之著作在明代十分豐富。秦景明，名昌遇，在學術上推崇元代名醫朱丹溪的《脈因證治》，然而他認為，臨床診療疾病，更應首先重視疾病症狀表現之調查掌握，在全面掌握疾病症候的基礎上，然後探求病因，再審脈象，最後根據辨症候、查病因、審脈象，進行綜合分析，得

出治療方案。如此診療程式比先審脈、次求因、再辨證更科學。基於上述認識，他撰寫了《證因脈治》一書，總結了自己在診治內科雜病的經驗和理論，對發展明代內科學不無小補。其他如王肯堂的《雜病準繩》，虞天民的《醫學正傳》，王綸的《明醫雜著》等等，亦為影響深遠之佳作。此外，還出現了不少內科疾病之專門著作。例如鄭全望的《瘴瘧指南》兩卷，盧之頤的《痎瘧論疏》，張鶴騰的《傷暑全書》兩卷，方有執的《痓書》一卷，龔居中有關結核病專書《痰火點雪》四卷，胡慎柔的《慎柔五書》以及汪綺石的《理虛元鑒》等。專論寄生蟲病者有周履靖的《金笥玄玄》一卷等等。許多都是很有開創性的重要專著。在此影響下，清代的有關疾病專著更為豐富多采，它代表著中國醫學發展到明代，對疾病的研究大大深入了一步。

## 外科學發展的成就

明代外科學之發展，繼唐宋之後，有很多創造和革新，這與明代整個醫學出現的革新傾向是密切相關的。其特點是治療領域擴大，外科手術種類增加，外科學家注重外科學之理論研究，特別是圍繞著外科醫療技術和學科理論的爭論等，都構成了明代外科較長足進步的重要因素。

汪機，字省之，別號石山，安徽祁門人，出身世醫，隨

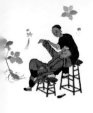

# 第五章　明清醫學

父學習和行醫數十年，成為當代名醫，對醫學理論問題之研究尤有卓見。他於西元 1519 年，總結自己對外科學研究心得時，寫成《外科理例》一書。從外科學之發展而言，或可譽之為外科理論繼往開來的巨著。汪氏十分強調外科疾病治療的整體觀念，創造性提出：「外科必本諸內，知乎內以求乎外，……又諸中然後形諸外，治外遺內，所謂不揣其本而齊其末，殆必己誤於人，己尚不知，人誤於己，人亦不悟。」外科學在汪氏學術思想影響下，在理論上得到了顯著的提高。

薛己，前已提及，他不但是一位多學的內科學家，而且對外科學也有著較深刻的研究。也有人認為他尤精於外科學，這是因為他強調外科醫學家必須要有內科學基礎，要有醫學理論修養。他所主張的外科疾病瘡瘍診斷治療也一定要注重本末虛實等辨證論治原則，也是很有科學道理的。薛氏有關外科的著作有《外科發揮》、《外科經驗方》、《外科心法》、《外科樞要》，以及骨科方面的著作《整體類要》等。

王肯堂，字宇泰，江蘇金壇人。曾任翰林院官員，因上書抗禦倭寇事被降職，後稱病還鄉，精心於醫學研究，以醫名於世。積 10 餘年之功，編成包括有雜病、類方、傷寒、外科、兒科、婦科等內容的《六科證治準繩》，在中醫發展上有著深刻的影響。王氏在繁忙的醫療實踐和緊張的撰著生

涯中，還與同道建立了廣泛的接觸和探討醫學的友誼，並與義大利來中國傳教的科學家利瑪竇過往較密，這對形成王氏在外科學上的某些學術思想特點，或者不無影響。王肯堂的《外科準繩》，對許多外科疾病的記載和認知水準的提高，給人們以深刻的印象，特別他所記述的許多外科手術，更是令人欽佩。例如炭疽病，王氏在其著作中記載了西元 1587 年，一婦人售羊毛於市，曾引起了紫泡疔（炭疽病）流行，造成大量死亡的歷史。他在總結經驗時正確指出：「若因開割瘴死牛、馬、豬、羊之毒，或食其肉，致發疔毒。或在手足，或在頭面，或在胸腹，……或起紫泡，或起堆核，腫痛，創人發熱煩悶，頭痛身痛，骨節煩疼。」這就給炭疽病的傳染途徑、發病局部體證、好發部位以及全身症狀和預後作出了很科學的論述。其他如對痲瘋病以及由外國傳入之梅毒、性病等，也都作出了比較確切的論述。他是中國首先記述男性乳腺癌的醫學家。在外科手術和醫療技術方面，他所記述的腫瘤摘除術、甲狀腺切除術、肛門閉鎖症之成型術、耳外傷脫落之縫合再植術、骨傷科整復手法與手術等等，以及這些手術與技術之消毒清潔和護理，內容十分豐富，實屬不可多得。該書不但有著文獻醫史價值，其外科手術和醫療技術對實現中醫外科學之現代化也不無參考意義。

　　以上三位醫學家，雖然各自在中醫外科學發展上做出了

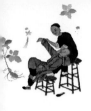

貢獻，但他們還都不是外科專門家。以下舉幾位外科專門家，說明外科在明代的卓越成就。

1604 年，外科學家申斗垣撰成，《外科啟玄》，他對外科鼻祖──華佗的外科手術未能傳世深表惋惜，故以「啟玄」為其書名，旨在發掘歷代外科手術療法與醫療技術，以為民造福。他提倡外科疾病的預防和早期治療，在外科學發展上是富有特點的。例如在敘述筋瘤的治療時強調「以利刀去之」，不要延誤時日。對血瘤，他主張「以利刀割去，銀烙匙燒紅一烙止血，不再生」，也有早期治療之意。而在淋巴結結核的治療上，則明確反對亂施刀針手術，批評手術切除淋巴結結核的醫生「如割韭相同」，只「取其標而未治其本」。外科手術器械之消毒與否，對外科手術取得成功是至關重要的，申申斗垣《外科啟玄》插圖氏與同時代的眼科學家博允科對此十分重視。他們強調：煮針一法，《素問》本無，今世用之，有益而無害，故從之。這是外科消毒觀念建立的重要一步。申氏還強調：「古有以口吮膿之德，今則以一端留節削去青皮之薄竹筒，藥煮十數沸，乘熱安瘡上，膿滿自落法吸膿，如此至膿盡，膏藥貼之，以防擠壓而有形成胬肉突出久不收口之患。」這既是吸膿法之改進，也是消毒法之新進展。

陳實功，字毓仁，江蘇南通人，中國外科學發展史上的

著名明外科醫學家陳實功醫學家。從青年習外科學，凡四十餘年，學驗俱豐，所著《外科正宗》一書，影響十分廣泛而深遠。陳氏的外科學術思想是很有借鑑意義的。他引述前人的正確立論，即「治外較難於治內，何者？內之症，或不及其外，外之症，則必根於其內也」，反對內科醫生輕視外科的錯誤觀點。在臨床治療和研究中，重視醫學理論修養，強調治外症必本諸於內的學說，反對外科醫生輕視診斷、亂施手術和亂投藥物的醫匠學風。他對一百餘種外科常見病症，大都作了比較系統的論述，一般在每一病症之下，首先綜述病因病理，再述症狀症候，次論診斷及各種治療方法，然後分析介紹成功或失敗的病案，最後為選列處方。在外科手術治療上，他創造性繼承和發揚了截趾術，下顎骨脫臼整復手法，骨結核死骨剔除術，鼻息肉摘除術，咽部異物剔除術，食管、氣管吻合術等。例如：氣管縫合術，陳氏記述指出：「自刎者，乃迅速之變，須救在早，遲則額冷氣絕，必難救矣。初刎時，氣未絕，身未冷，急用絲線縫合刀口，……枕高，使刀口不開，外再用絹條，圍裹三轉，針線縫之。」又如：咽、食管異物剔除術，陳氏創造性發展前人的醫療技術，製造烏龍針巧剔異物。他記述說：「烏龍針治骨哽於嚥下難出者，用細鐵絲燒軟，雙頭處用黃臘作丸如龍眼大，裹鐵絲頭上，外用絲棉裹之，推入咽內哽骨處，其骨自然順下

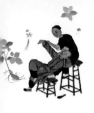

矣，不下再推。」又一種方法如「誤吞針炙哽咽疼痛者，用亂麻筋一團，搓龍眼大，以線穿繫，留線頭在外，湯溼急吞下嚥，頃刻扯出，其針頭必刺入麻中同出」，再如下顎骨脫臼整復術，陳氏正確指出：「落下頦者，氣虛之故，不能收束縛關竅也。令患者平身正坐，用兩手托住下頦，左、右兩大指入口內，納槽牙上，端緊下頦，用力向肩下方捺壓，開關竅，向腦後送上即投關竅，隨用絹條兜於頦頭頂上，一小時光景即可解除絹條固定而治癒。」再如鼻息肉，他對其病因、症狀，作了比較確切的論述，指出「鼻痔者，由肺氣不清，風溼鬱滯而成。鼻內息肉結如石榴子，漸大下垂，閉塞孔竅，使氣不得宣通。」關於手術治療方法和步驟，他在「取鼻痔法」下記述了自己的手術器械製法，手術麻醉方法，以及手術方法和術後護理等要點。他強調：「先用茴香散（局部麻醉藥）連吹入鼻黏膜兩次，次用細銅筋（即銅筷子）二根，在銅筋之一端鑽一小孔，用絲線穿小孔內，二根筋間絲線相距五分許，以兩根銅筋穿絲線一端直入鼻息肉根基部位，將筋頭絲線束鼻痔根，然後絞緊，再向下一拔，其痔自然脫落。置水中觀其大小。再用術前配好的胎髮灰與象牙末等分，吹入鼻內息肉之根基處創面，其血自止。」這個外科手術雖然並沒有什麼高、深、難的技巧，但就醫療器械設計、手術麻醉以及手術方法步驟而言，確實是很先進的。

對於血栓閉塞性脈管炎所造成的足趾、手指逐步向上蔓延的壞死，陳氏的截趾手術等，也有著很大的進步。陳氏除正確論述了該病的好發部位、症狀診斷和藥物治療外，還指出其嚴重的預後。為了爭取較好的治療效果，他發展了《內經》「急斬之，不則死矣」的結論，強調：「用利刀尋至本節縫中，將患指徐順取下，血流不止，用金刀如聖散止之。」他認為只要早診斷，早手術治療，有些「脫疽」是可以治癒的。在他的治療病案中記有四例，其中三例達到近期治癒。

明代外科學發展除上述成就外，還有許多外治法得到豐富和發展。在外科疾病之專著方面，也出現了不少很有價值的學術論著。其中影響較大的，痲瘋病專著方面有薛己的《瘍瘍機要》、沈之問的《解圍元藪》；梅毒性病專書有陳司成的《霉瘡祕錄》等。此外，明代的骨傷科也有較明顯的進步。例如大型方書《普濟方》，雖不是專著，但因其主編是明太祖第五個兒子——朱橚，其中「折傷門」反映了當代的骨傷整復治療水準：如兜頸坐罌復位法、牽頭踏肩法治療頸椎骨折，手牽足蹬法整復肩關節脫臼等，均在前代基礎上有了新的改進和提高。

麻醉術是否可靠，對外科手術能否成功，對骨傷科整復手法及整復手術能否成功，都是一個十分重要的因素。中國麻醉術早在漢代已有華佗成功運甩之光輝歷史。明代如何

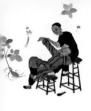
呢？舉數例以反映其先進水準。首先，在全身麻醉術方面，僅舉非外科專業的兩位著名醫學家運用的經驗，或更能說明其時的普遍和水準。李時珍曾應用全身麻醉於外科瘡瘍手術和艾灸術等，他說：「曼陀羅花（八月採）火麻仁花氣（七月採陰乾）等分為末，熱酒調服三錢，少傾，昏昏如醉，割瘡灸火，宜先服此，則不覺苦也。」又如張景岳所記述的「蒙漢藥」：「一名鐵布衫，少服止痛，多服則蒙漢，方用鬧羊花、川烏、自然銅、乳香、……等，熱酒調服，乘飲一醉，不片時渾身麻痺。」明代外科學家記述之麻醉法尤多，茲不贅述。值得稱道者，明代創造性地應用了局部麻醉術，這是外科麻醉史上的一大進步。例如用於唇裂修補手術之麻醉術，王肯堂記述唇裂修補術之局部麻醉是：「卻以麻藥抹缺處，以剪刀薄剪去些皮，抹封口藥，以線縫合。」王肯堂所用局部麻醉藥由什麼組成的呢？他在另一處回答了這個問題，他記述說：用川烏、草烏，南星、半夏、川椒為末唾調擦之。唾液調藥雖很不衛生，然上述藥之局麻效果確是比較可靠的。

## 婦兒科學之進展

明代婦產科和小兒科與上述醫學領域相比雖然沒有更為突出的貢獻，但在宋元基礎上仍取得了不少的進步，有些對

封建倫理給醫學發展的限制所進行的批判，十分中肯，但這些呼籲終未能扭轉根深蒂固的封建思想對人們的制約局面。

宋代齊仲甫以問答體編寫了一本婦產科專書，名叫《女科百問》，對婦產科的生理、病理、疾病等分一百個問題一一予以解答，很是切合實用。明代閔齊僅在刊刻該書時寫了一個序文，可以說是對婦科疾病檢查上封建倫理觀念限制醫學發展的思想的嚴厲批判，這是很有進步意義的。他說：醫生診治疾病，依靠望、聞、問、切四術，其中以切脈為下。但是，其他三術，可施諸男子和嬰兒，不能用於婦女。因為名門閨秀，頗多限制。特別是月經、胎孕、帶下、淋症等等，既不明示於醫，更不肯令醫查驗觀看和詢問。他在議論了種種封建倫理對婦產科發展的限制約束後，還指出：「問之則醫危，不問則病危」，確是一針見血。也反映了婦科醫學家們對那種種限制的不滿是何等厭惡了。儘管這一思想在朋代婦科學發展上沒有發揮重要的指導作用，但我們應當給予這種進步思想以高度評價。

明代對婦女不能生育方面所作的研究是很有成效的，除理論和傳統認識外，開始注重外生殖器可能造成的影響。婦產科學家 —— 錢雷對陰蒂之功用已有認識；萬全記載了瘢痕陰道狹窄，陰道發育不全性狹窄等原因；王肯堂等還記述了陰戶小如筋頭，只可通，難交合，以及陰道閉鎖等，同時

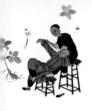

記述了陰道擴張術和手術切開等療法。另外，醫學家們對月經與不育的關係，也做了不少觀察和記載。關於新生兒的接產和護理，也比前代有所進步，更符合婦嬰保健的要求。例如薛家世醫，很強調新生兒斷臍要用燒灼法。薛氏醫案中強調：「兒生下時，欲斷臍帶，必以蘄艾為捻，香油浸漉，熏燒臍帶至焦，方斷。」他還明確提出要求：包紮時要用軟帛厚棉裹束，時時檢查，防止小兒尿溼包紮物。更令人欽佩的是薛氏正確指出：「此預防臍風（破傷風）乃第一要緊之事。」這個精闢的論斷，實屬難能可貴的經驗總結。新生兒破傷風幾乎完全是由不潔的斷臍帶方法引起的，是古代社會死亡率最高的疾病之一。薛氏四百多年前的傑出成就和期望，直到近幾十年才得到完全實現。

　　此外，明代還對婦產科疾病的一些方面，在認識上有了創造性提高。例如薛己在張仲景對直腸陰道漏描述的基礎上首先報導了直腸膀胱漏，更描述了陰道息肉等。對這些疾病若沒有借助陰道窺鏡一類器械的檢查是很難作出確切論述的。由此可見，在當時的一些婦科醫生已經衝破了封建倫理思想的束縛。孫一奎還報導了據說是第一例先天梅毒。

　　明代的婦產科學著作也空前豐富，其中尤以王肯堂的《女科證治準繩》、萬全的《萬氏女科》及《廣嗣紀要》、武之望的《濟陰綱目》等影響最為廣泛。而《濟陰綱目》則是

王肯堂《女科證治準繩》的繼續和發展。薛氏家傳的《女科攝要》也是最富有影響的。

明代小兒科也有一定的進步。最突出的表現是有關小兒科醫學著作空前豐富，據統計僅現仍存世者約三十種，同時還出現了許多小兒科常見疾病的專門著作，如專論天花、麻疹一類疾病的專書近四十種，專論天花者有近二十種，專論麻疹者有五種，可見明代醫學家攻研兒科疾病之用心和普遍，也可見所獲成果之大了。這裡首先從小兒科學之理論研究所達到的水準，作一些簡要的敘述：

明代小兒科醫學家比前代更加強調小兒臟器不完善易於患病的道理，如萬全在其著作中著重指出小兒「如草之芽，如蠶之苗」，張景岳在《景岳全書・小兒則》一書中也論述子小兒的特點：「略受傷殘，萎謝極易」。這些兒科特點，不但是診斷疾病、分析病情時必須特別注意的方面，而且也是確診後確定治療方案，遣方用藥時要特別予以周密考慮的地方。明代兒科治療水準的提高，與此不無密切的關係。再有，嬰幼兒的餵養，在當時也已有了比較科學的方法和要求。例如，龔廷賢指出：四五個月的嬰幼兒，只能乳食，半年以後才可以用炒熟的米麵煮成稀粥餵食，10 個月後，稀粥可稠一些，或逐漸用煮爛的飯餵養。他還指出如此可以助益脾胃，能夠使嬰幼兒健康，減少疾病。這一認識自然有著很

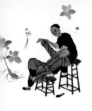

高的科學價值。龔延賢還強調：「初生三五日，宜綁縛令臥，勿豎頭抱出，免致驚癇。」他所要求的方法一直沿用到現代，確是嬰幼兒護理的一個重要方面。雖然誰也說不清龔氏所強調的方法可以預防驚癇是否真有科學依據，然而我們可以確切地講，他的方法是很科學的。保姆和乳母對嬰幼兒的健康成長是十分重要的，中國兒科史在唐代，已有醫學家對此作過相當正確的論述，明代在此基礎上有了新的見解和要求。著名小兒科學家薛鎧（薛己的父親），不但強調嬰幼兒必須要有保姆專司護理，而且對乳母提出了嚴格的要求，他指出：「小兒初生，須令乳母預慎七情六淫，厚味炙，則乳汁清寧，兒不致疾。否則陰陽偏勝，血氣沸騰，乳汁敗壞，必生諸病。」這個道理也是很正確的。萬全還提出：凡小兒嬉戲，不可妄指它物作蟲作蛇，使小兒產生恐懼；小兒啼哭，也不可令裝扮欺詐，以制止其啼哭。他說這樣對待小兒，能使小兒心小膽怯，易於使之神志昏亂和因過於膽怯而造成一種客忤症，從歷代醫學家對這種病的形容描述，很似兒童的精神神經病，這些都是來自實際經驗的總結。

　　關於小兒科用藥，明代醫學家在上述理論認識基礎上，十分強調「小兒腸胃薄脆，不勝湯丸」，「病衰則已」、「不可過劑」。《幼幼集成》一書也指出：「無情草木，氣味不純，原非嬌嫩者所宜也」；更要求兒科醫師要做到「但能確

得其本而攝取之，則一藥可癒」。這些都是很精闢的見地。

小兒科學方面的著作，影響於當代和後世較大者，以寇平的《全幼心鑒》、魯伯嗣的《嬰童百問》、薛鎧的《保嬰撮要》、萬全的《幼科發揮》和王肯堂的《幼科準繩》為最。在疾病專著方面，如汪機的《痘治理辨》，對天花、水痘等病之理論認識、鑑別診斷和治療經驗之累積，都進行了比較全面的總結；聶久吾的《活幼心法大全》，對天花、麻疹等兒科疾病的病源，以及其不同階段的發病特點，症候與治療方法，均有較系統的論述。上述兩書並各附有治療病案和提示不同發展階段的不同治療原則等，為猖獗流行於朋、清的天花、麻疹的治療做出了很大貢獻，歷來為兒科醫家和痘疹專科醫家所推崇。

明代兒科學家中有卓越貢獻者，如寇平，他提出：飲食不宜是兒科疾病的重要條件，他就此說對明以前之有關學說進行了較深入的論證，給人以深刻的印象。薛鎧對兒科貢獻尤大，他正確認識到嬰兒破傷風與斷臍之感染有著密切的關係。因此，在前人經驗的基礎上改進斷臍方法，主張用艾火燒斷臍帶，以避免臍風（破傷風）的發作。這種方法在古代尚未發現破傷風桿菌是造成臍風的直接原因前，是最有效最為科學的創見，它比前代醫學家強調的用清潔布帛包裹後咬斷的技術，大大提高了一步。薛鎧的艾火燒斷臍帶的方法，

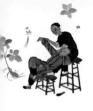
雖然沒有得到普遍的推廣，也未能得到更多醫學家的認可，但確是一項遠見卓識的先進方法和技術。

萬全的《幼科發揮》，從圍產期衛生到嬰幼兒衛生，均作了比較正確的理論闡述。例如在「預養」、「胎養」的章節裡，著重介紹了產前之衛生要求；在「蓐養」章節裡，著重介紹了新生兒的衛生要點；在「鞠養」章節中，著重論述了幼兒期的巫生要求。他所論述的幼兒衛生要求與孫思邈的要求很多類似，但也可以看出其較具體的特點。他主張的令幼兒常見風日，注意養成耐寒冷、節飲食的良好習慣，戒驚嚇，勿妄用藥等，均屬較好的經驗，這些要求顯然對優生優育是很有歷史意義的。

## 普及發展中的方藥學

方藥在中醫學的發展中大致可分為本草學（即中藥學）和醫方學（即方劑學）。二者之間關係甚密。

### ▶ 本草學的新成就與本草普及書的大量刊行

同歷代相比，清代近三百年統治在本草學的發展上，無論同明代、宋代或唐代相比，不但未能後來居上，即使同水準發展也並不顯著。綜觀清代本草學中比較突出的著述，是趙學敏編撰的《本草綱目拾遺》。趙學敏，字依吉，號恕

軒，浙江杭州人，嗜好醫學，對藥物學尤為有志。他一面夜讀家藏醫藥書籍，一面在自家的藥圃觀察研究，同時還向當代名家和民間有識之士訪求醫藥知識，《本草綱目拾遺》稿本《本草綱目拾遺》定稿本書影編撰醫藥書籍十二種，名為《利濟十二種》。目前尚存於世者，只有《串雅》內、外編和《本草綱目拾遺》兩種了。《串雅》是他根據民間走方郎中趙柏雲的醫療經驗，並結合個人所蒐集的資料編撰而成的，可以說是一部民間醫療經驗的寶庫，其用藥頗富有簡、便、廉的特點，詳見後述。

《本草綱目拾遺》，十卷。顧名思義，他是以彌補李時珍本草巨著《本草綱目》一書之遺漏闕失為編撰目的的。趙氏為完成這一巨大任務，參閱醫藥和非醫藥文獻數百種，結合個人實地查訪所得，共收《本草綱目》所未載的藥物九百二十一種，其中包括國外傳入的藥物如金雞納、胖大海、刀創水（碘酒）、鼻沖水（氨水）等等。並在正誤項下，糾正李時珍記述上的錯誤三十四條。他認為人部藥「非云濟世，實以啟奸」，故不收列。在補收的正品藥 716 種當中，如冬蟲夏草、藏紅花、建神曲、鴉膽子等富有藥效的藥物，都是他首次收入中國本草學著作的。由於作者注重實物觀察和實地採訪，故該書內容大多詳實可信，有著比較大的參考價值。《本草綱目拾遺》是中國本草學發展史上繼《本

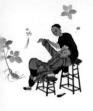

草綱目》之後的一部有代表性的專著，也是有清一代在本草學發展上最有成就的一部巨著。清代吳其濬所撰《植物名實圖考》，凡三十八卷，比《本草綱目拾遺》在學術上和內容上均有過之而無不及，但作者用意偏重在植物誌，雖敘述了藥用價值，卻並非本草學著作，我們還不能以此作為清代本草學發展的新水準、新成就。

　　清代醫學發展有一個最顯著的特點，就是普及。本草學著作甚多，幾乎都以普及為其所長，僅舉數例說明之。

　　《本草述》，清初劉若金撰於 1666 年，只收比較常用的藥物 691 種，分為水、火、土、木、金、石、鹵石、山草、芳草、毒草、蔓草、水草、石草、谷、菜、五果⋯⋯等共計三十二部。以藥物的陰陽升降學說及其與臟腑經絡關係為理論依據，加以作者經驗發揮，對藥物藥性理論及臨床應用作了較為具體的論述，這是在《本草綱目》之後，對本草學的一次比較簡明扼要的論述。儘管該書有三十二卷之多，但比《本草綱目》等，仍是較為切合一般臨床運用的。因此，19世紀初，一位擅長藥學的舉人 —— 楊時泰，更在《本草述》的基礎上「為之去繁就簡，汰其冗者十之四，達其理者十之六」，編成《本草述鉤玄》，只收藥物五百餘種，其內容也較《本草述》更加簡明扼要，通俗易懂。據統計，這兩部本草書自撰成之後，先後刻版印行有十三次之多，約十年即刊

刻出版一次。可見其在普及藥物學上的作用。

　　《本草備要》，是中國本草學發展史上最富有普及作用的藥物學著作。作者汪昂，字訒庵，安徽休寧人，早年業儒，三十歲時棄舉子業，潛心醫藥學研究，積四十年，博覽諸子經史和各家醫藥書籍，一心用於醫藥學的普及，撰述甚多。對藥物學之普及，亦甚重視，他認為過去的本草學著作「讀之率欲睡欲臥，以每藥之下，所注者不過臟腑、經絡、甘酸苦澀、寒熱溫平、升降浮沉、病候主治而已。未嘗闡發其理，使讀之者有義味可咀嚼也。即如證類諸本，採集頗廣，又以眾說繁蕪，觀者罔所折衷也」。批評諸家本草之內容文字死板，不能使讀者產生興趣，使本草書成為催眠曲。他編《本草備要》時，確定了「主治之理，務令詳明；取用之宜，期於確切；言暢意晰，字少義多」等原則，從結合臨床實際出發增加讀者閱讀的興趣，此其一也。他還強調《本草備要》之作，「不專為醫林而設，蓋以疾疢人所時有，脫或處僻小之區，遇庸劣之手，脈候欠審，用藥乖方，而無簡便方書與之較證，鮮有不受其誤者」。說明他編此書，並非專為醫界學習研讀之用，更有向一般大眾普及本草知識之意，此其二也。再看書名，汪氏撰《本草備要》並非單純追求刪繁就簡，同時還很注意對前人本草內容之未備者，故名，此其三也。有此三者，該書之特點和重在普及之要求已十分清

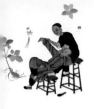

楚。《本草備要》共收常用藥 478 種，選藥甚精。書首論「藥性總義」，敘藥物性味，歸經，炮炙大要等，各論於每藥之下，首敘十劑所屬，次則辨其氣、味、形、色、入經、功用和主治，內容簡要，文字明晰，頗受讀者之歡迎。自 1694 年首刊到 1955 年影印的兩百多年間，前後共刊印出版達 64 次之多，即不到 4 年便有一次刻印刊行，可謂本草書印行頻度最高者。單此即可說明其在本草普及上的重要作用。

　　《本草從新》是清代許多具有普及作用的又一部影響較大的本草學著作。首次刊行於 1757 年。本書作者吳儀洛，字遵程，浙江海鹽人，攻考科舉不成，用心鑽研醫藥學。鑒於汪昂的《本草備要》對於學習醫藥學之影響頗大，但汪氏之論述有拘泥古說之缺點，他在該書基礎上，重加修訂，約有一半內容仍依汪氏所敘，另一半內容則進行了修訂或新增，例如新增的太子參、西洋參等，都是本書所首載。所以在撰成後命名為《本草從新》，共收藥物 720 種，可以說是《本草備要》的一次修定本。該書首刊後，到 1957 年的 200 年間，刊行次數達 51 次之多，也創平均不到四年即有一次刊刻印行的紀錄。如果將兩書之刊行次數相加，在 260 年間刊行達 115 次，平均兩年多即重印一次。足見其影響之大，需要之多，普及之廣了。

　　清代普及本草學的著作還很多，如《得配本草》，是由

嚴西亭、施澹寧、洪輯庵三人合作編纂的。他們三人在臨床治療過程中，遇到病情疑難或險惡重症，便在一起共同研討，所謂「三人必反覆辯論，以故試其藥」，然後總結經驗，記錄在案，日積月累，頗多新知，共同編撰成《得配本草》。收藥 647 種，除論述藥物性昧、功用、主治外，並闡述藥物與藥物之間的相畏、相反、相使、相惡，以及治療過程中藥物之協同作用和得、配、佐、和等，故名。該書有著較大的實用價值，因此，刊行後也很受醫界的好評。

　　蒙藏醫學發展在此期也很注重普及。18 世紀，青海蒙古族醫藥學家 —— 伊舍巴勒珠爾，用藏文編撰了一部藥物學著作，名《藥物名錄和認藥白晶藥鑒》。該書是一部以認藥、用藥和敘述藥物作用基礎知識為主要內容的藥物學文獻，曾被譯為蒙文流傳，共收蒙藏醫學比較常用的藥物八百零一種，其中珍寶類藥物 38 種，土、石類藥物 72 種，植物類藥物 335 種，角類以及骨、肉、血、膽、脂、腦、皮、蹄甲、尿、糞、昆蟲類藥物 109，其他類 247 種，對蒙、藏醫學用藥知識的普及發揮了重要的作用。蒙、藏醫學的普及著作還有數種，如 19 世紀內蒙正白旗著名蒙藥學家 —— 羅布僧蘇勒日木，也用藏文編撰了《認藥學》一書，分為珍寶、土、石類藥物識別知識，草木類藥物識別知識，生於木、土、草原地帶藥物之識別知識，產於鹽、灰、動物類藥物的識別知識

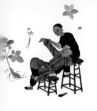

等四部，共 678 種。分別按形態、生境、性味、功用、品質優劣等，進行了較全面的闡述，影響也很廣泛。又如內蒙奈曼旗蒙醫藥學家 —— 占布勒道爾吉，用藏文編撰的《蒙藥本草圖鑒》一書，又稱為《蒙醫正典》，收載藥物八百七十九種，附圖五百七十九幅。該書在糾正蒙藥品種混亂現象及錯誤方面做出了貢獻。這本書至今仍是蒙藏醫學學習、研究、鑑別、採集藥物的依據。

　　蒙醫學家，多以研究藏醫學而著名，因此他們在過去幾乎都精通藏文和藏醫經典著作，他們的著作也多用藏文寫成。上述普及著作最初均以藏文寫成，其後才被譯成蒙文。在蒙古地區則有兩種文本同時流傳。

## ▶ 方劑學的發展與普及

　　在中醫學醫方的發展方面，清代的發展特點大致與本草學相似。最富有代表性的醫方著作，有《醫方集解》、《成方切用》、《湯頭歌訣》和《驗方新編》等。

　　汪氏撰《本草備要》的目的前已述及，那麼為何要撰《醫方集解》呢？其實在《本草備要》的凡例中已有交待，他說：「是以特著此編（指《本草備要》），兼輯《醫方集解》一書相輔而行，篇章雖約，詞旨詳明，攜帶不難，簡閱甚便，倘能人置一本，附之篋笥，以備緩急，亦衛生之一

助。」可見汪氏撰此，是作普及本草學知識的姐妹篇，使本草、醫方學相輔相承。正是作者在此思想指導下，在撰寫《醫方集解》時，深感明代吳鶴皋《醫方考》雖然「文義清鮑，同人膾炙」，但卻是「一家之言，其於致遠鉤深，或未徹盡，茲特博採廣搜，網羅群書，精窮蘊奧，或同或異，各存所見，以備參稽，使探寶者不止一藏，嘗鼎者不僅一臠。幾病者觀之，得以印證，用者據之，不致逕庭……」。由上來看，汪氏之用心可謂良苦矣。他在力求簡明切要，向讀者提供盡可能多的各家有關方劑學的論述和實踐經驗。因此，該書刊行後 300 多年來頗得許許多多醫家和病家的歡迎和好評，先後刊行達約六十次之多。

汪昂的另一著作《湯頭歌訣》，是把治療疾病常用處方之藥物組成和主治功用編成歌訣，用以幫助學習掌握的人易於背誦和記憶。共選用常用方劑三百多首，編成兩百多首七言歌訣，分為補益、發表、攻裡、湧吐等類，每方附有簡要的註釋。1694 年刊行後，不但刊行次數很多，流傳甚廣，而且有許多醫家以《湯頭歌訣》為基礎，予以註釋、發揮、續編，據已知者有十餘家。此外。仿效其體例，編寫醫方歌訣者更是不計其數。

講到醫方的普及，我們必須提到《驗方新編》。作者是鮑相璈，編成於 1846 年，雖然不是方劑學著作，但也是以醫

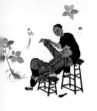

方為內容的專書。從學術價值上講，它在中醫方劑學發展史上不一定能占什麼地位，但從流傳廣度上恐怕要占第一位。根據收入全國中醫書聯合目錄之統計，該書從西元 1846 至 1955 年間刊行的各種本子竟達 110 次，平均不到一年即刊行一次。特別是 19 世紀末，平均每年竟有兩到三種不同刊本問世。

# 正骨學

　　專門治療骨關節外傷的學科，在明代叫做接骨科，清代改名為正骨科，或謂傷科。清代《御纂醫宗金鑒》中，用較大篇幅撰有《正骨心法要訣》一書，能說明統治者出於戰爭的需要而對骨傷科的重視。清代正骨學派林立，又多相互為祕，不肯輕易傳人。少數開明者，出於對骨傷科發展的需要，還是著有不少骨傷科專著問世。如：錢秀昌的《傷科補要》，胡廷光的《傷科彙纂》，趙廷海的《救傷祕旨、跌損妙方》，趙竹泉的《傷科大成》，以及不著姓氏的《少林寺祕傳應驗跌打損傷奇方真本》等等，有近百種之多。

　　就正骨手法而言，《正骨心法要訣》的論述具有權威性的總結，其八法是：「摸」，即用手細摸傷處，用以確定筋骨關節是否有折斷、脫臼以及所傷之新舊；「接」，是醫生用手法或手術，使斷離的骨折兩端接合復位在正常位置；

「端」，是醫生用兩手合力，將折斷移位的骨整復到生理解剖位置；「提」，是醫生用雙手或與助手協同，或以繩索、器械相助，將折斷骨之陷下者提入原位；「按」，是用手或器具，將斷離突出的骨端向下按壓的手法；「摩」，是醫者用手揉摩傷處，用於檢查時體察傷勢、部位，或用於扭挫傷未傷骨之治療；「推」，用手臂之力，使離位之骨，或脫臼之關節，復歸原位；「拿」，以一手或雙手緊握患處，用適量之力，使骨折、脫臼恢復正常體位。骨傷科學家雖然派別很多，但其手法多不出此八法，差別在於熟練程度和在此八法基礎上的獨到之處。

對一般骨折的治療，《正骨心法要訣》的敘述也是富有代表性的。該書不但文字簡明易懂，而且還有繪圖說明，使學習者易於掌握其手法要領。例如脊柱骨骨折，是所有骨折中最難整復固定治療的傷損之一。該書在前人經驗的基礎上，將「攀索疊磚整法」繪成圖，在說明文字裡闡述：凡脊柱骨、胸骨、肋骨等之骨折都可用此法整復，其整復之方法步驟是「令病人以兩手攀繩，足踏磚上，醫者將後腰拿住，然後分左右將病人兩足下之磚去掉一個，使病人直身挺胸。少頃，又分左右各去磚一個，仍令其直身挺胸。如此者三，其足著地，使氣舒淤散，則陷入之骨能起，錯位之骨關節可直也。再將其胸腰以通木或竹簾圍裹，用寬頻八條，緊緊

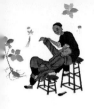

縛之，勿令窒礙。但宜仰臥，不可俯臥側眠，腰下以枕墊之，勿令左右移動」。通木、腰柱及其用法，亦均一一繪圖說明。

該書所論述的四肢骨折，如上下肢骨折、臏骨骨折，不但在診斷要領、方法上敘述簡明，其整複方法步驟和固定器具等，也都繪有精緻的圖式，可使人們一目瞭然。如臏骨骨折，在敘述時指出：膝蓋骨（即臏骨）覆於楗（股骨、脛骨）二骨之端，本活動物也，若有所傷，非骨體破碎，即離位而突出於左右，雖用手法，推入原位，但步履行止，必牽動於彼，故用抱膝之器，以固定之，庶免復離原位，而遺跛足之患也。抱膝的設計既簡單實用，又富有科學原理，其原理至今還為中西骨科醫生所應用。

柳枝接骨與骨移植手術之成功：對於複雜骨折，則往往需手術切開復位，或因死骨游離，兩骨斷端不能接續。清代骨科醫學家在前人基礎上，創造性試用桑皮、柳枝接骨，按文獻記載有成功之例者，但終因木質為人體異物，成功者少而失敗者多，他們逐漸改為骨移植手術獲得成功，這是一項重大創造。

錢秀昌，字松溪，上海人，曾因左臂骨折得楊雨蒼治癒，後即師楊而繼其業術，聲名日著，撰有《傷科補要》一書，論骨關節骨折脫位整復固定十則，論跌打損傷十七則，

附方藥九十二首，祕方四十七首，均配以歌訣，以助記憶。
關於複雜骨折，他記述說：骨若全斷，動則轆轆有聲，如損
未斷，動則無聲；或有零星敗骨在內，動則淅淅之聲，後必
潰爛流膿。其骨已無生氣，脫離肌肉，其色必黑。小如米
粒，大如指頭，若不摘去，潰爛經年，急宜去淨。錢秀昌雖
然沒有應用柳枝接骨的記錄，但在他的著作中，有蘇昌阿的
序敘述了該術的臨床應用情況。他說：「余親見折足者，醫斷
其骨而齊之，中接以楊木，臥百日耳，步履不爽其恆，豈古
醫之奇者。」其實類似接骨之術在危亦林的《世醫得效方》
中已有端倪，危氏是用桑白皮塗藥植入複雜骨折患者的骨肉
之間，以達到內固定之目的，雖桑樹白皮被留植體內，但還
很難說是移植術。1628 年，明末外科學家陳文治，改進了危
亦林的方法，使之在內固定效果方面提高了一步，同時也向
用於移植以接連斷骨前進了一步。本世紀 50 年代末，對柳枝
接骨曾進行過動物實驗，實驗證明確有一定的作用，被移植
之柳枝在兩斷骨之間確有使骨細胞結合的橋樑作用。當然，
由於柳枝在人體是異物，終非理想。正因為如此，骨移植手
術在此基礎上便創造出來了。縱觀古代文獻，中國發明骨移
植手術可能要追溯到明代，據《雲南通志》記載：陳夙典，
河南新野人，跟隨一位隱士學習接骨技術，成為外科、骨傷
科名家。他曾進行過腸破裂吻合術、切開剔除箭鏃術，最有

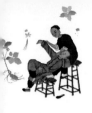
名的是他曾為一位傷者進行過骨移植，使骨折得以癒合的手
術。可惜的是這一手術既未有人直接繼承，也未見文獻詳述
其方法與步驟。

　　江考卿，乳名祥，號瑞屏，江西婺源人，精於醫，以治
療跌打損傷著名於世，撰有《江氏傷科方書》，首先論斷死
不治之症，後論十二則骨折創傷的處理方法、穴位等，並載
有通治方、祕方共六十八首，是一部極為簡樸實用的著作。
該書有江氏曾進行過骨移植術的記錄：「凡打傷跌腫，肉中
之骨不知碎而不碎，醫以手輕輕按摸痛處，若骨有聲，其骨
已破，先用麻藥，然後割開……若骨碎者，再取骨出，即以
別骨填接。外貼十八號膏藥，內服六號接骨丹。」這是中國
已知的最有說服力的骨移植手術。我們現在還無法證明那
個「別骨」的別字，是指別人之骨，還是指傷者本人別處之
骨，因此，尚不能認定是否異體骨移植手術。但無論如何，
江氏的記錄是一份極寶貴的歷史資料，也是中國骨科學史上
的一項重要成就。

　　《傷科彙纂》，是清末骨傷科學家胡廷光積一生之才學
和經驗編纂的一部傷科文獻彙編，內容十分豐富，參考價值
較大。胡廷光，字耀山，號晴川主人，浙江蕭山縣人。父親
專傷科，廷光自幼隨父學習，不滿足於家傳寶書《陳氏接骨
書》一卷之論簡而未詳，乃以《正骨心法要旨》為經，以諸

子百家為緯，廣搜傷科諸要，更參與家傳之法，附以已得之驗，彙輯成編。分傷為 44 門，增方藥千餘首，十二卷，為清及以前傷科之最。可惜，作者在封建社會末期保守思想影響下，強調「……截獸體以續人體，雖有方書，不經而不用載也」；「執村媼之見，郢書燕說，雖亦幸中，不精而不足載也；至於刳腸剖腸，刮骨洗腦等法，非神農家事，唯漢華佗有其術，不傳而無可載也。」從此可知，《傷科彙纂》雖以廣收博採著稱，然其所不載者，多為骨科手術和大眾中或民間醫生的手法、手術和經驗，這就暴露了胡氏也是一位學術思想比較保守的骨傷科學者。必須指出，《傷科彙纂》集諸家有關骨解剖、生理及骨折脫臼整復手法之繪圖共四十二幅，是十分珍貴的。有些圖是轉繪於前人的創作，但最有學術價值的骨傷整復圖，很可能還是胡氏設計創作的。

骨傷科教學：正骨之優良與否，掌握人體之骨骼結構是十分重要的。為使學習者能儘快領會其解剖關係，歷代繪圖雖不精確，但大體可識。清代的骨傷科教學更有了形象的教具，這就是《瘍醫大全》所記載的筆管教學法。該法是用綿帛包筆管，形成關節，令學生平時練習揣摸體會人體關節間之關係和手法整復之要領。有趣的是《清稗類鈔》記有：「舊制，選上三旗蒙古士卒之諳習骨法者，每旗十人，隸上駟院，曰蒙古醫士。凡禁廷寺人，有跌損者，由其醫治，

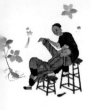

限以期日……」又有「乾隆嘉慶間，最著名者為覺羅伊桑阿。……其授徒之法，先將筆管戕削數段，令徒包紙摩挲，使與其節合接，如未破者。然後如法接骨，恆奏效焉。」《清史稿》也有類似記載。蒙醫覺羅伊桑阿的教學法與顧世澄的教學法如此相似和一致，兩人的生活時代又如此接近，真不知是誰學習誰的，亦或是兩人在兩地的同時創造。清代正骨醫術，在蒙醫中雖未有專門著作留傳，但卻是占有較大優勢的。他們整理出的理論「機觸於外，巧生於內，手隨心轉，法從手出」，有著高度的理論概括和教學的指導意義。蒙醫整骨還強調：在整復固定後，要按骨折後的不同階段，不同的傷折部位，進行不同手法的按摩和運動，並內服不同的藥物，確係很有科學價值的經驗總結。

## 婦兒科的經驗累積和推廣

　　清代婦產科學與小兒科學之發展，在明代成就的基礎上，很少有什麼突破性進步，但在經驗累積和推廣普及方面，確是很有成績的。傅山（青主）婦產科學。在清代婦產科專科醫生雖不很多，多數仍兼及內科或小兒科，但在婦產科書籍中，不但有許多婦產科專書，而且有不少婦科與產科分述的專著，其流傳之廣也是少見的，足可證明普及推廣之深入。此期影響最大的醫學著作有蕭塤的《女科經綸》，

《竹林女科》，《傅青主女科》，以及亟齋居士的《達生篇》等。《女科經綸》八卷，分經、育、胎、產、崩、帶、雜證七門，列病症 163 種，引各家論述 700 多條，對普及中醫產科學做出了貢獻，流傳較廣。《竹林女科》是竹林寺僧醫所撰婦產科學著作的總稱，歷經傳抄、增廣、節印等，其版本流傳均甚廣泛，如《寧坤祕笈》、《婦科祕方》、《竹林寺女科祕傳》、《竹林寺三禪師女科三種》等等。從 1827 年首次刻印，到 1959 年間，連同相關者，約印行 60 餘次之多。竹林寺位於浙江蕭山縣，自五代以下，寺中僧人均有以善醫婦科疾病而著稱者，逐代相傳，聞名遠近，其所授均祕不外傳。從清初開始，有各種傳抄本、刻本行世。因此，書名、內容多有較大的差異，據統計其種類可達 30 餘種。竹林女科所論經、帶、胎、產，有簡有繁是清代婦產科學發展的一個很有影響的派別，尤其影響於南方甚大。

　　《傅青主女科》的作者是傅山。傅山，初字青竹，後改青主。號石道人、朱衣道人，山西太原人。少聰敏善記，性任俠，重氣節。明亡後，絕意仕途，隱於醫，精醫術，尤擅女科，工書善畫。他的多種醫學著作，有的刊印，有的未刊印。顧炎武於康熙十二年所寫序中曾說：「予友傅青主先生手著《女科》一卷，《小兒科》一卷，《男科雜症》一卷，誠醫林不可不有之書。」《傅青主女科》之撰寫當在清初，然

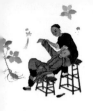

# 第五章 明清醫學

第一次刻印是清末的 1827 年，可能與傅山之反清思想和屢次拒絕清廷令其為官的背景有關。但自該書刊印後，百年來竟刻印、石印，鉛印及改編 70 多次。該書分有帶下、血崩、鬼胎、調經、種子、妊娠、小產、難產、正產、產後等 10 門。作者積數十年之經驗，運用中醫臟象學說，闡明女性生理、病理特點及諸種婦科疾患之臨床症狀表現。在治療上善於運用培補氣血、調理脾胃為主的原則。世尊其說者，多獲良好之療效，表明傅山在婦產科學方面有著較深的造詣，故為近代婦產科學家所推崇。

專門產科學的醫書雖然不如婦科學著作多，但到清代中期還是出現了兩部影響大、流傳廣的專著。一部是流傳極廣極富盛名的《達生篇》），一部是僅次於《達生篇》的《大生要旨》。《達生篇》的作者是亟齋居士，主要論述難產問題。分論原生、臨產、試痛、保胎、小產、產後、死胎、胞衣不下、乳少等諸症和格言，以及治療方法。例如對臨產之處理，強調接生者必須善於區別試痛與正常產時之腹痛，避免過早地讓產婦增加腹壓，減少因產婦過於用力而疲倦可能造成的娩出無力。該書所總結的臨產格言「一日睡，二日忍痛，三日慢臨盆」六字訣，是十分科學的，這對減少產婦在產前的恐懼心理，按正常產程進行生理性分娩，都具有重要意義，至今仍不失其實際的指導意義。該書刊印之頻密，流

傳之廣泛，以及影響之大之深，都是罕見的。據《全國中醫書聯合目錄》所收，僅 1827 到 1959 年間，各地刊刻印刷之不同版次達 100 餘次之多。其次，唐千頃的《大生要旨》，其內容包括種子、胎前、臨盆、產後、保嬰等，論述比較客觀，富有科學見解。如所論之不孕症，闡述了應從男、女雙方尋求原因，不可單純著眼於女方。對妊娠期的調理，除強調要保持心情舒暢外，主張「體宜動而不宜逸」。唐氏很推崇《達生篇》臨產時之「六字訣」原則。對早期破水、恥骨不開、臨盆暈絕、胞衣不下、子宮下垂等難產、難症等，也都作了簡明扼要的論述。因此，曾被譽為「家庭方書」，在清代和近代均有較大的影響。除原書刊印 30 餘次外，還有葉灝之增訂本和馬振蕃的增定本也印有 20 餘次之多，說明其影響是很廣泛的。

兒科學。清代小兒科也在經驗繼續累積和知識進一步普及中得到不斷的進步，尤其是在防治小兒急性傳染病方面取得了顯著的進展。我們僅就三方面有代表性的人物、著作和成就略述一二。

陳復正，字飛霞，廣東惠陽縣人。少學《易》及程朱之學，後曾於羅浮山修道，一則自身多病，二則志以醫救人，攻醫勤奮，行醫雲遊四十餘年，尤擅小兒科疾病的治療。他在前人基礎上，結合自己經驗，撰有《幼幼集成》，六卷，

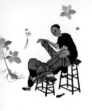

是一部綜合性兒科專著。其中頗多個人精闢的見解和論斷，影響清代兒科學之發展較大。他比較重視小兒科疾病的診斷和鑑別診斷，批評一般醫生之誤診時指出，他們往往不細察病源，不辨小兒發熱之性質，簡單統歸之為「驚風」。為改變這種情況，特「新立誤搐、類搐、非搐分門別證」一篇，稱臨床上小兒科疾病出現的抽搐、厥逆、內閉外脫等症皆以搐名之，反對用驚風。他不同意眾所公認的「小兒為純陽之體」的說法，批評一些醫生在此理論指導下，濫用寒涼，損傷小兒脾胃之害。在論述小兒指紋時，表現了他很重客觀診斷依據的思想。他認為切脈對幼兒、兒童疾病的診斷是不可靠的。他說：「小兒每怯生人，初見不無啼哭，呼吸先亂，神志倉忙，而（脈）遲數大小已失本來之象矣，診之何益？不若以指紋之可見者，與面色病候相印證，此亦醫中望（診）切（切脈）兩兼之意。」並且提出「浮沉分表裡，紅紫辨寒熱；淡滯定虛實」。實則大量臨床經驗總結之結晶。可貴的是，他還依據小兒內臟肌膚尚在發育階段，藥物多不能受的觀點，反對雜藥亂投，發展了小兒科疾病運用外治法的經驗，如按摩、熱敷、膏貼、針挑、刮痧、磁砭、吹藥、蜜導等等。

　　清代小兒科學之發展除出現了不少綜合性專著外，更昌盛一時的是專門論述天花、麻疹、猩紅熱等小兒科急性傳染

病的著作，這顯示了中國兒科學發展的一個新高度。譬如人痘接種專家輩出，他們在人痘接種以預防天花的發展中，為人類做出了傑出的貢獻，前已提及。在此僅僅引述三位人痘接種專家的三個論點。如俞茂鯤撰《痘科金鏡賦集解》，提出：「聞種痘起於明隆慶年間寧國府太平縣，姓氏失考，得之異人丹傳之家，由此蔓延天下，至今種痘者，寧國人居多。」為研習中國人痘接種史提供了寶貴的參考資料。他主張用經過多次接種之「熟苗」。又如張琰撰《種痘新書》，報導「經餘種者不下八九千人，屈指記之，所莫救者，不過二三十耳。」這說明中國在 18 世紀中，種人痘以預防天花的成功率已達到 97%，沒有精治的痘苗和減毒苗是不可能達到這一高水準的。再看朱奕梁關於人痘減毒和安全方面的改進，就可以知道張氏的高成功率不是偶然的。他在《種痘心法》一書中強調：「其苗傳種愈久，則藥力之提拔愈精，人工選煉愈熟，火毒汰盡，精氣獨存，所以萬全而無害也。若時苗能連種七次，精加選煉，即為熟苗。」這種選種育苗減毒與現代製造疫苗的科學道理和要求，在主要方面是完全一致的。麻疹更是小兒最常見的疾病，專著（或與天花、水痘等全編的著作）之多也是少見的。如《麻科活人全書》，四卷，謝玉瓊撰，是一部專論麻疹證治的名著，既綜合反映了清以前歷代醫家有關麻疹一病的經驗總結和理論概括成

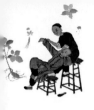

就，又表現出謝氏本人在麻疹一病的理、法、方、藥方面的特點。例如麻疹之病因，謝氏既論述了傳統的理論，又指出「多帶時行」，強調了麻疹的傳染性。他所論述麻疹在各地的不同病名、歲氣和預解宣毒，為麻疹病名的統一做出了貢獻，並萌發了預防思想。特別指出麻疹後期「餘邪為殃」的經驗，對醫生防治麻疹合併症提出了警告，確是十分重要的。在麻疹的治療方面，選方近三百首，特別是「宣解發表湯」、「葛根解肌湯」及其加減運用，是麻疹早期散發透表的效方，也是長期以來兒科醫師所習用的基本方，可見其影響是很大的。謝氏因證立方，因方用藥，善於隨證、隨時取捨運用，以及該書在彙集前人成就上所作的努力，使之成為中國兒科學發展史上一部集麻疹證治之大成的著作。再有，陳耕道的《疫疹草》，雖然成書較晚，但對猩紅熱一病的傳染途徑 ——「氣息傳染」，強烈程度 ——「一觸即發」，以及預防隔離等，都有了比較正確的觀點，在治療上也彙集了相當豐富的對症處理及醫療大法，是一部反映清代醫學家治療小兒傳染病水準的代表性著作。

　　清代兒科學發展的另一特點，就是兒科醫生在小兒臟腑發育未全的認識基礎上，為避免用藥對小兒發育造成的不良影響，逐漸總結出的小兒推拿按摩一科，此療法曾得到很大發展。十七世紀小兒推拿以熊應雄輯的《幼科推拿廣意》為

代表，該書又名《小兒推拿廣意》。熊應雄，字運英，雲南人，以擅長小兒科疾病的治療著稱。在小兒疾病診斷上，強調視兩目、聽聲音、視囟門、視形貌、視毛髮，確屬重要。他認為推拿之法有效而受苦甚少，故常留心此道以療小兒之疾，與善於推拿的醫學家陳世凱合作研討，輯成此書。除總論小兒科疾病診斷諸法外，對小兒科疾患推拿之術、嬰幼兒護養宜忌和推拿方法、圖解、穴位等，均作了比較系統性的介紹。並附歌訣幫助記憶，附常用方藥以防推拿不效之用。內容切合實際，所以流傳甚廣。駱如龍，字潛庵，安徽和縣人，撰《推拿祕書》五卷，是 18 世紀小兒推拿之代表作。駱氏學精兒科，對小兒推拿尤其擅長，該書在兒科疾病診法、推拿穴位、方法，諸病推拿之適應症等，均有比較系統的論述。後經熊民新抄訂，後世有改名為《幼科推拿全書》者，也足證明其影響之廣泛。到 19 世紀，小兒科推拿專書則以夏雲集的《保赤推拿法》為最。夏雲集，字祥宇，又字英白，河南息縣人。於學舉業、制藝之餘，酷愛幼科推拿，後到金陵（今南京）育嬰堂，得以大展其術。並輯此書，又名《推拿精要保赤必備》。該書語淺義顯，附圖明晰，可據以認證，按圖索穴，即可研習施治，也有多種增釋、增圖等。張振鋆的《釐正按摩要術》，是在明代《小兒推拿祕訣》的基礎上，經張氏校訂補輯而成的。由於張氏徵引文獻廣泛，不

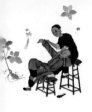

僅增補內容多，而且在編次整理上有條理有系統，所以內容十分豐富，以其較高的臨床參考價值為按摩界所讚賞，流傳很廣。以上三個世紀的小兒推拿專著，雖有雷同之處，但又各具特色，實為有清一代之代表，小兒推拿之集大成者。現代許多流派之淵源，幾乎無不歸於他們的成就。

## 五官科醫療技術的發展

清初，繼明代醫學分科舊制，眼科、口齒、咽喉仍分三科，統治五官科疾病。嘉慶二年將三科合併為眼科與口齒咽喉兩科，一直延續到清末。西元 1886 年雖然太醫院分科只有五科，眼科、口齒咽喉仍分立，也可看出清王朝對五官疾病的注意。

眼科方面。影響比較大者，是文永周重編的《一草亭眼科全書》和黃庭鏡的《目經大成》等書。

文水周，字卜庵，號郁然、豁然子，四川萬縣人。因眼科疾病久治不癒而棄儒習醫，尤以眼科為其所長。他廣收博採，對明代傅仁宇《審視瑤函》，明代鄧苑《一草亭目科全書》，以及《異授眼科》、《飛鴻集》等等，無不予以精讀鑽研，心得體會日益宏富。不但治癒了自己的眼病，而且為人治病每獲良效。在此基礎上，他取各家之長，或已用之有效者，編輯成冊，名曰《一草亭眼科全書》，或名《感應一

草亭眼科全書》等，共四卷，於 1837 年刊印流傳。其中凡經文氏臨證治療獲效驗者，則注以「豁然子」字樣以示區別，是流傳較廣的眼科專著之一。文氏還撰有《眼科七十二症問答病因丸散》，也有較大的影響。

　　黃庭鏡，字燕台，號不塵子，福建建甌人。初業儒，亦因目疾而專心致力於眼科疾病的學習和鑽研，久而以眼科醫而著名於世。後來，又從湖北武昌培風山人處學習掌握了金針撥白內障等手術，醫術益精，聲名更大。為使其眼科醫療技術能流傳於世，故撰《目經大成》一書，約成於 1774 年，1804 年首次刊行於世。《目經大成》是一部富有總結性的眼科專書，體現了黃氏高深的眼科理論修養和精巧的眼科醫療技術及豐富的醫療經驗。例如關於白內障治療的金針撥障手術，他正確強調：進針部位在「風輪與銳眥相半正中插入，毫髮無偏」。這一定位是十分精明的，現代解剖證明該進針處正好是睫狀體平坦部之中點，是最安全可靠的選擇。這個進針部位也是目前眼科專家實踐經驗證明的一個比較理想的手術切口部位。同時，他還以審機、點睛、射覆、探驪、擾海、捲簾、圓鏡、完璧等撥障八法為題，進行了比較系統性的描述。其後更附有針撥白內障手術治療的醫案數例。對中醫眼科，特別是眼科醫療技術之發展與傳播，發揮了很大的作用。1804 年刊印時，門生鄧贊夫改書名為《目科正宗》，

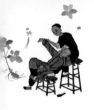

使之有著更廣泛的流傳。此外，顧養吾的《銀海指南》四卷，是一部把眼病與全身病緊密聯繫為一體的代表作。他敘述了多種時行病、雜病與眼病的關係，視眼病為全身病的一個局部，例如：傷寒主目疾論，瘟疫兼目疾論，中風兼目疾論等，其立論頗富特點，也很有科學價值。同時，他還論述了十二經脈與眼病的關係，在一定程度上反映了眼病研究的進一步深入。

　　口齒咽喉科和耳鼻方面。中醫咽喉科多包括有口齒與耳鼻疾患於其內，尚無一定的格局。有時口齒獨立成科，有時則口齒咽喉並為一科，耳鼻疾病雖有專書，但仍多附於咽喉科中。決定分立或合併多因發病之多少而定。此期著名的咽喉科專著有張宗良的《喉科指掌》和鄭梅澗的《重樓玉鑰》等。

　　張宗良，字留仙，上海人，素精醫理，以擅長咽喉科疾病的治療而著稱。其診治重視神態、氣色、切脈以及觀察病變局部的色澤、聽聲音之高下浮沉，治療每獲良好的效果。撰《喉科指掌》以總結其經驗。在治療上除善於用藥外，對針灸療法也頗多闡述，為使學者讀閱認證方便起見，該書還繪有圖說。張氏還與佚名吳氏合撰有《咽喉祕笈》，或名《喉科祕旨》等。1818 年又有署名包永泰的《喉科枸指》，是在張氏《喉科指掌》基礎上加入牙齒門而成的。刪去原作

者姓名，這種情況並不少見。

　　鄭梅澗，名宏綱，字紀元，梅澗是號，又號雪萼山人，安徽歙縣人。父鄭子豐，從福建人黃明生學習喉科，並得其喉科祕書，因以精於喉科而聞名於世。由於居處名南園，人們以南園喉科呼之。梅澗自幼在父親的薰陶下，學習勤奮，認證準確，常常急救危重喉證而得愈，名望四起，傳頌不絕，求治者益眾。他認為白喉一證，「發於肺腎本質不足者，或遇燥氣流行，或多服辛烈之物感觸而發」。因此，治療時十分重視養陰清肺，創制喉科名方「養陰清肺湯」。晚年積家傳與個人終生之經驗，撰《重樓玉鑰》一書，是中國喉科發展史上的一部重要著作。該書曾經梅澗知己方成培整理，並由其子鄭承瀚增補，於 1883 年初刊。其內容豐富，尤其對白喉之論述尤精。梅澗創製的治白喉主方養陰清肺湯，經現代實驗研究，證實其治療白喉及其他喉證等有確效，被改名為「抗白喉合劑」。所論喉科忌藥，實乃後世《白喉忌表抉微》之淵源。又有方成培的《重樓玉鑰續編》等。梅澗子鄭承瀚，字若溪，一字樞扶，撰《喉白闡微》，皆可與《重樓玉鑰》相輔相承，互為補充，使清代喉科發展到了一個新水準。還須指出，鄭梅澗堂弟鄭宏績，亦當代喉科名醫，因其居處在西園，其後人業醫者，人稱之為西園喉科，以別於梅澗為首的南園喉科。歙縣鄭家世代以喉科名聞遐

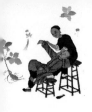

邇，為中醫學喉科之發展做出了貢獻，是中醫喉科重要的學術流派之一。據說其孫輩現仍承繼家學，是歙縣的醫林人物。

關於口齒科，尚有以論口齒為重點的醫書，如《走馬喉疳論》以及《喉牙口舌各科祕旨》等。值得提出的論白喉專書《白喉治法忌表抉微》，雖是耐修子繼承鄭梅澗學術思想整理發揮而成的，但其影響卻很大。該書一八九一年首刊以來竟先後印行近七十次之多。

## 人體解剖學的進步

戰國秦漢間，中醫人體解剖學曾經是很進步的。在《內經》及其他有關記載中，不但體表解剖是比較正確的，而且在有關內臟之大小、形狀、部位、自重、容量、相互關係等方面，有許多記述跟我們現代解剖是基本一致的。特別在申明解剖之目的時，明確指出是為了發展醫學，是人體解剖不是動物解剖，這些均在人類認識自體方面處於先進的行列。但是，這個學科在醫學發展的進程中未能取得主導地位，逐漸為「氣化」學派所戰勝，使解剖學的發展越來越處於不被重視，甚至完全被忽視的境地，後來更視之為大逆不道，違反人倫，成為被遣責的行為。因此，曾經很先進的人體解剖學在其後的兩千年，基本上被廢棄了。偶而有所記述，也只

是在罪犯身上進行，作為對罪犯的一種刑罰措施。即使如此，其記錄也被遺散不存了。而這樣的例子，在近兩千年當中，就我們已知者也不過兩次。

　　清代醫學發展在一些方面更趨保守，人體解剖更是不能允許的。醫學家幾乎無不滿足於中醫已知的臟腑經絡等學說，極少提出對這些學說的不同看法或非議，更少有人主張從實際解剖人體出發來改正和深化人們對人體內臟結構的認識。甚至 1822 年，最高醫學學府 —— 太醫院的針灸科，竟因「非奉君之所宜」被取締了，其保守、封建、固步自封思潮對醫學科學發展的阻礙到了何等地步。在這樣形勢下，何談人體解剖學之發展。說來也巧，正是在此時此刻，也正是在皇帝下令的地方，正在進行著一系列的人體解剖觀察、記錄、研究活動。不管這次解剖活動有多大進步，它都是一次重大的改革，是一次發展科學的偉大行動。進行這次解剖活動的醫學家，就是令人永遠崇敬的偉大的革新者 —— 王清任。

　　王清任，字勛臣，河北玉田人。《玉田縣誌》記載他「為武庠生，納粟得千總銜，性磊落，精岐黃術，名噪京師」，活動於河北唐山、遼寧瀋陽和北京一帶，在北京設有藥鋪，名為「知一堂」，坐堂行醫，直到病死北京朋友之家。

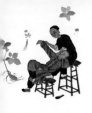

## 第五章 明清醫學

　　王清任在醫療活動中，日益體察到人體解剖學的重要，並欲使人體解剖知識同中醫學理論和臨床實踐結合起來，這一思想在當時是十分難能可貴的。正是在這一思想指導下，他決心投身於人體解剖學的觀察研究活動中。他的研究進一步深化了他的正確認識，當他總結這一看法時便明確提出：「業醫診病，當先明臟腑。」「著書不明臟腑，豈不是痴人說夢；治病不明臟腑，何異於盲子夜行。」他批評自古良醫之所以無一全人，就是由於前代醫學清代王清任家著書立說弄錯了人體臟腑，使後學者遵行並依之立論，造成許多病情與臟腑不相符合，他認為：「此醫道無全人之由來也。」他的指責確實是有道理的。然而正因為此，遭到了一些人的非議甚至攻擊。他也深知這一點，所以說：「千百年後，豈無知者，今余刻此圖，並非獨出己見，評論古人之短長，非欲後人知我，亦不避後人罪我，唯願醫林中人，一見此圖，胸中雪亮，眼底光明，臨證有所遵循，不致南轅北轍，出言含混，病或少失，是吾之厚望。幸仁人君子鑒而諒之。」從這段文字可以看出王清任研究人體解剖，特別是對於刊行自己的研究結論和繪製人體解剖圖的矛盾心情和沉重的思想顧慮。他的確承受著比較大的壓力，但終於以自己比較正確的行動，改正兩千多年來一直被視為經典而實際上是錯誤的結論，並公諸於世。這確實需要大無畏的胸懷。醫學科學家，任何從

事科學研究的學者，都是需要這種無私的胸懷和膽量的。在英文《簡明不列顛百科全書》中，僅僅收入了兩位中國醫學家，王清任為其一，恐怕也非偶然。

嚴格的解剖，切實的記錄：王清任進行人體解剖是完全沒有條件的，為了完成此項事業，不得不把「解剖室」設在義塚墓地以及刑場上，所剖視者則只能是犬食之餘的童屍和刑殺之後的屍體。可以想像其艱難和困苦的程度。他在記述這段經歷時說：「至嘉慶二年丁巳，餘年三十，四月初旬，遊於灤州之稻地鎮（今河北灤縣西南豐潤縣間），其時彼處小兒，正染瘟疹痢症，十死八九，無力之家，多半用代席裹埋。彼處鄉風，更不深埋，意在犬食，利於下胎不死，故各主塚中，破腹露臟之兒，日有百餘。余每日壓馬過其地，初未嘗不掩鼻，後因念及古人所以錯論臟腑，皆由未嘗親見，遂不避汙穢，每日清晨，赴其義塚，就群兒之露臟者細視之。犬食之餘，大約有腸胃者多，有心肝者少，互相參看，十人之內，看全不過三人，連視十日，大約看全不下三十餘人。」他既無福馬林固定，也無解剖台，而只有犬食之餘，業已腐敗的屍體，臭氣熏天的田野大地。在這樣條件下，他實際剖視觀察了三十餘具屍體，這需要莫大的毅力！是什麼力量促使他作此並不被人認可的事呢？正如他自己所講，是為了醫學發展，必須改正歷代醫家沿習已久的在人體解剖

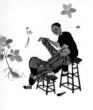

上的錯誤，所以他將自己的著作定名為《醫林改錯》。他還說過：「余於臟腑（此處應作人體內臟解剖講）一事，訪驗四十二年，方得的確，繪成全圖，意欲刊行於世，唯恐後人未見臟腑，議余故叛經文；欲不刊行，復慮後人業醫受禍，相沿又不知幾千百年。」意境十分真切動人。此番不難看出他的嚴肅認真和實事求是的科學態度。

　　改正前人解剖之眾多錯誤：首先是橫膈膜的發現和正確記錄，他對「膈膜一事，留心四十年，未能審驗明確」，後遇朋友「所見誅戮逆屍最多，於隔膜一事，知之最悉」，「即叩拜而問之」，結合自己的實踐觀察，在改正前人錯誤時指出：「隔膜以上，僅止肺心，左右氣門，餘無他物。其餘皆膈膜以下物。人身膈膜是上下界物。」「胸下隔膜一片，其薄如紙，最為堅實。」這一論斷是很正確的，也是前人所未曾提及的。關於肺臟，歷來醫學家都認為肺有六葉兩耳，二十四孔。王氏認為：肺管「分為兩杈，入肺兩葉，每杈分九中杈，每中杈分九小杈，每小杈長數小枝，枝之盡頭處，並無孔竅，其形彷彿麒麟菜」。「肺處皮實無透竅，亦無行氣之二十四孔」。他形象地比喻、正確地闡明了氣管、支氣管、細支氣管、肺泡之間的關係。關於胃、胰，歷來醫學家也多無確切論述，王氏之解剖記錄，使之認識大大提高了一步，從而也改正了前人若干誤解。如：「胃腑之體質，上口賁

門在胃上正中，下口幽門亦在胃上偏右，幽門之左寸許名津門，胃內津門之左有疙瘩如棗名遮食（幽門括約肌），胃外津門左名總提（胰腺），肝連於其上。」應該說，王清任是中國第一個比較正確地論述了胃、胰、肝、膽，及胃出口、胰管、膽管等複雜關係的醫學家。關於人體動脈、靜脈系統，王清任的繪圖和文字論述也在許多方面改正了前人的錯誤。如所述：「左氣門、右氣門兩管，由肺管兩旁，下行至肺管前面半截處，歸併一根，如樹兩杈歸一本，形粗如筷子，下行入心，由心左轉出，粗如筆管，從心左後行，由肺管左邊對肺入脊前，下行至尾骨，名曰衛總管。」「衛總管，對背心兩邊有兩管，粗如筷子，向兩肩長；對腰有兩管，通連兩腎；腰下有兩管，通兩胯；腰上對脊正中，有十一短管連脊。」限於基礎和條件，如果把王清任的氣管改為動脈管，他的描述就很少有被指責的餘地了。在這裡可以清楚看出，王氏所說的左、右氣門，實際上指的是左、右頸總動脈；左右氣門兩管下行歸併一根而入心者，即指從左心室發出的主動脈；由心左轉出，至尾骨之衛總管，則是指降主動脈而言的；自腰以下向腹長兩管，上管通氣府者指的是腸繫膜上動脈。下管王氏未搞清楚，所以說「獨此一管，細心查看，未能查驗的確，所以疑似」「是通男子精道，女子之子宮」者。這也是一個客觀的科學態度，並提請「後之業醫者，倘

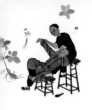

遇機會，細心查看再補」。王氏所說的衛總管向兩臂長者，是指左右鎖骨下動脈，衛總管通兩腎之管，是指左右腎動脈；衛總管通兩胯之管，是指左右髂動脈；衛總管通脊骨之十二短管，則是指肋間動脈。從其改正之圖形看，與之相伴行者，他稱之為榮總管，即腔靜脈。由於靜脈在屍解時盛滿血，所以王清任指出「即血管」；而動脈在屍解時，其血已排空，所以王氏誤認為氣管，當然他也就因此而出現了一系列的誤點。可貴的是，他的解剖記錄在解決這一系列錯綜複雜的問題時，給予我們比前人更加正確、更加科學的結論。而其謬誤卻是科學前進路上的謬誤。

更有意義的是王清任在論述動、靜脈之形質部位時指出：「衛總管體厚形粗，長在脊骨之前，散布頭面四肢，即周身氣管（動脈）。」「榮總管，體薄形細，長在衛總管之前，與衛總管相連，散布頭面四肢，近肉皮長（生長），即周身血管（靜脈）。」王清任雖未能分清動脈、靜脈及與心臟在血液循環上之功能等，但在解剖部位和彼此之關係的認識上，卻大大地把中國解剖學向前推進了一步。還必須指出王氏在腦之解剖生理功能方面也做出了令人欽佩的成績。這裡僅節摘其論述：「靈機記性不在心，在腦……不但醫書論病，言靈機發於心，即儒家談道德，言性理，亦未有不言靈機在心者。」他指出靈機記性在於心的觀點是如何錯誤以及

靈機記性在於腦的依據後，又說：「兩耳通腦，所聽之聲歸於腦……兩目系如線，長於腦，所見之物歸於腦……鼻通於腦，所聞香臭歸於腦……看小兒初生時，腦未全，囟門軟，目不靈動，耳不知所，鼻不知聞，舌不言。至週歲，腦漸生，囟門漸長，耳稍知聽，目稍有靈動，鼻微知香臭，舌能言一二字……所以小兒無記性者，腦髓未滿；高年無記性者，腦髓漸空。」李明珍曰腦為元神之府。金正希曰人之記性皆在腦中。人的思想意識記憶等不在心而在腦的觀點顯然是正確的，這一正確認識雖不自王清任始，但他在那種普遍認為靈機記性在心的醫學界，敢於支持少數人的正確觀點，並用解剖學證實眼視物、耳聽聲、鼻嗅味皆源於腦，系於腦，確實是非常不易的，是持科學態度者難以否定的。

對王清任在臨床醫學上的貢獻，後世認識比較一致，大都予以肯定。然而對他在解剖學上的傑出貢獻，卻存在著截然相反的觀點。有人推崇，有人指責，甚至有人咒罵。例如稍晚於王氏的醫學家陸九芝，竟攻擊王清任是「教人於骱骼堆中、殺人場上學醫道」。但梁啟超在《中國近三百年學術史》一文中，高度讚揚王清任「誠中國醫界極大膽之革命論者」。還有人用現代解剖學水準衡量王清任的解剖實踐，說什麼《醫林改錯》越改越錯，錯中加錯。現代人也有指責王清任狂妄、非古，批評《內經》就等於否定中醫，是「一種

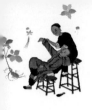
遺毒」等等。當然，現代學者肯定其解剖學貢獻，特別是他那敢於衝破舊禮教、封建思想束縛的大無畏精神，應該說還是多數。

人體解剖學的進步

電子書購買

國家圖書館出版品預行編目資料

別說古代醫學不科學！商朝創湯液 × 秦漢環切術 × 晉代整型術 × 宋代胎教學 × 明代接骨科，從先秦至明清，古人的智慧你絕對無法超越 / 潘于真，林之滿，蕭楓著 . -- 第一版 . -- 臺北市 : 崧燁文化事業有限公司 , 2023.03
面；　公分
POD 版
ISBN 978-626-357-160-0( 平裝 )
1.CST: 中國醫學史
410.92　　112001268

別說古代醫學不科學！商朝創湯液 × 秦漢環切術 × 晉代整型術 × 宋代胎教學 × 明代接骨科，從先秦至明清，古人的智慧你絕對無法超越

臉書

作　　　者：潘于真，林之滿，蕭楓
發 行 人：黃振庭
出 版 者：崧燁文化事業有限公司
發 行 者：崧燁文化事業有限公司
E - m a i l：sonbookservice@gmail.com
粉 絲 頁：https://www.facebook.com/sonbookss/
網　　　址：https://sonbook.net/
地　　　址：台北市中正區重慶南路一段六十一號八樓 815 室
Rm. 815, 8F., No.61, Sec. 1, Chongqing S. Rd., Zhongzheng Dist., Taipei City 100, Taiwan
電　　　話：(02) 2370-3310　　傳　　　真：(02) 2388-1990
印　　　刷：京峯彩色印刷有限公司（京峰數位）
律 師 顧 問：廣華律師事務所 張珮琦律師

定　　　價：330 元
發 行 日 期：2023 年 03 月第一版
◎本書以 POD 印製